日本脊髄外科学会機関誌編集委員会
Editorial Committee of SPINAL SURGERY

Editor in Chief
原　政人

Co-Editor
青山正寛　　　金　景成　　　高橋敏行

Editorial Committee
伊東清志　　岩﨑素之　　大隣辰哉　　髙井敬介　　野中康臣　　村田英俊

Reviewer Board

青木正典	青山　剛	秋山雅彦	朝本俊司	粟屋尭之	池澤宗成
伊藤圭介	稲垣　浩	乾　敏彦	井上崇文	井上辰志	井上智夫
今栄信治	岩﨑素之	岩月幸一	上田茂雄	内門久明	梅垣昌士
梅林大督	梅林　猛	江口　馨	遠藤拓朗	遠藤俊毅	大竹安史
大隣辰哉	大西諭一郎	大橋　聡	大橋洋輝	岡崎敏之	尾原裕康
景山寛志	陰山博人	兼松　龍	河岡大悟	川那辺吉文	川西昌浩
川村大地	菊地奈穂子	北濱義博	北山真理	木村孝興	隈元真志
倉石慶太	黒川　龍	小泉　徹	古閑比佐志	権藤学司	櫻井公典
佐々木伸洋	佐々木　学	佐々田晋	笹森　徹	佐藤英俊	重川誠二
芝本和則	島内寛也	下川宣幸	白石大門	菅原　淳	菅原　卓
関　俊隆	髙石吉將	髙橋雄一	髙見俊宏	高宮宗一朗	高山柄哲
竹内幹伸	竹島靖浩	武田正明	田中貴大	田中達也	千葉泰弘
角田圭司	冨井雅人	豊嶋敦彦	内藤堅太郎	中島康博	永島吉孝
中村歩希	新村　学	西浦　司	西川拓文	西村泰彦	西村由介
二宮貢士	野中康臣	灰本章一	服部剛典	早瀬仁志	原　毅
東山巨樹	土方保和	平野仁崇	深尾繁治	深谷賢司	福岡俊樹
福田美雪	福永貴典	藤田智昭	藤本昌志	藤原　翔	藤原史明
寶子丸稔	本田英一郎	前嶋竜八	牧　貴紀	松井誠司	松岡秀典
松本順太郎	松本洋明	眞鍋博明	三浦　勇	三木潤一郎	水野正喜
光原崇文	光山哲滝	南　学	宮岡嘉就	宮尾泰慶	宮原孝寛
三好康之	村上友宏	村田英俊	森本大二郎	森脇　崇	八木貴
安田宗義	安原隆雄	矢野俊介	山縣　徹	山口　智	山畑仁志
山本慎司	山本　優	柚木正敏	横須賀純一	横山邦生	吉田信介
吉田光宏	芳村憲泰	劉　軒	渡辺剛史	渡邊水樹	

Advisory Board

阿部俊昭	阿部　弘	飯塚秀明	井須豊彦	伊藤昌徳	伊藤康信
大畑建治	角家　暁	金　彪	久保田基夫	呉屋朝和	小柳　泉
近藤明悳	庄田　基	鈴木晋介	高橋立夫	高安正和	橘　滋國
谷　諭	張　漢秀	冨永悌二	中川　洋	中瀬裕之	西浦　巌
西浦　司	西田憲記	花北順哉	飛驒一利	細田浩道	前島貞裕
松村　明	水野順一	森本哲也	師田信人		

CONTENTS

SPINAL SURGERY Vol. 39 No. 1　April, 2025

Vistas

3 *Takeshi Aoyama*

Masters in Spinal Surgery

4 Tips for Appropriate Management of Spinal Dural Arteriovenous Fistula
Toshiki Endo

Reviews and Opinions

9 Evaluation and Treatment of Lower Back and Buttock Pain to Improve Surgical Outcomes
Koji Kaneoka

Review-Essentials

16 Report of Single Institution Outcomes after Metal-on-polyethylene Artificial Disc Replacement Introduced in Japan
Kyohei Sakai, et al
23 MR Neurography
Xiao Ching Liew, Keita Watanabe, et al

Forum-Strategies & Indications

28 *Keisuke Ito, Daisuke Kurosawa, Rinko Kokubo, Hiroya Shimauchi, Yasuhiro Chiba*

Review Article

36 The Evolution and Clinical Application of Cancer Genome Analysis Technology
—New Developments in Cancer Treatment for Spinal Cord Tumors Using Next-generation Sequencers—
Jun Muto, et al

Original Article

42 Analysis of Clinical Features and Factors Associated with Poor Postoperative Outcome in Patients with Common Peroneal Nerve Entrapment Syndrome Presenting to a Spinal Center
Motonori Ishii, et al
47 Clinical Analysis of Spontaneous Spinal Epidural Hematoma and Consideration of Indications for Surgery in Our Hospital
Yu Masuko, et al

Case Reports

54 A Case of Acute Airway Obstruction Due to Retropharyngeal Hematoma Triggered by Delirium after Anterior Cervical Decompression and Fusion
Kazuki Kobayashi, et al
59 Experience of 4 Cases of Successful Surgery in Common Peroneal Neuropathy after Posterior Lumbar Decompression Surgery
Yukino Irie, et al

Extended Abstracts

64 Preventive Effect of Duragen® on Cerebrospinal Fluid Leakage during Spinal Surgery
Takeshi Hara, et al
67 Real-time Intraoperative Identification of Spinal Schwannomas Using ICG Fluorescence
Jun Muto, et al
70 Condylar Fossa Approach to Treat of Craniocervical Junction Dural Arteriovenous Fistula
—Two Case Reports—
Ryo Nogami, et al
73 Use Experience and Short-term Surgical Outcomes of Two-level Cervical Total Disc Replacement
Manabu Niimura, et al
75 Risk Factors for Precipitating Multiple Spinal Cord Surgeries
Mari Kitayama, et al
77 Conservative Treatment for a Dissecting Aneurysm of the Radiculopial Artery
—A Case Report and Literature Review—
Kyohei Kin, et al

Vistas

未来を想像する

手稲渓仁会病院整形外科脊椎脊髄センター

青山　剛

新千歳空港へ列車で向かっている．新型コロナウイルス騒動の一時期は空いていたが，外国人観光客誘致の効果もあり今日も大きな荷物をもった乗客で混んでいる．南千歳駅で対向列車と行き違い，地下に入り新千歳空港駅に滑り込む．

この新千歳空港駅は，空港ターミナルビルが完成した1992年7月に開業した．それまでは今の南千歳駅が「千歳空港」駅であった．その駅の開業も1980年10月であり，2026年10月に開港100年を迎える千歳市空港の歴史に比べれば最近である．長らく北海道の玄関は鉄道の函館であったが，当時の国鉄が航空機に旅客が移っていく現状をようやく認めて敵対から協調へと方針転換し，千歳空港の直近をとおっていた線路に駅を開設した．千歳空港駅を降りると長い通路を歩いてターミナルビルへ向かったものであり，千歳空港駅までの列車も長距離を走る特急の自由席（運賃に200円を加算されるだけの特別料金であったが）もしくは普通列車，そして運転間隔も不均等と，便利ではなかった．新ターミナルの地下に新駅が開業したことで移動距離が短くなっただけでなく，空港からの乗車時は1面2線のホームに常に列車が待機しており，15分ごとの等間隔運転，吹きさらしでの列車待ちをすることもなくなり，便利になったものであった．

その快速列車であるが，現在は1時間に6本の運行となっている．といっても，10分間隔ではない．快速列車が走行する千歳線は札幌から函館方面，帯広・釧路方面の旅客輸送，そして本州との貨物輸送のメインルートでもある．さらには，北海道の球団の本拠地移転が混雑に追い打ちをかけた．慢性化した輸送力不足のために日中の千歳線の普通列車を廃止する代わりに普通列車と同等の停車パターンとした「区間快速」を新設した．それでも混雑は続いている．列車の利点は乗客数に合わせて編成車両数を増やせることにあるはずだが，快速列車は常に6両である．その理由は，新空港駅のホーム長が6両分しかないからである．長編成にできないなら，運転間隔を短くすれば輸送力は向上するのではないか？ 285km/hrで走行する東海道新幹線ですら3分間隔でダイヤを設定できている．しかしこれも，南千歳駅と新千歳空港駅の間2.5kmあまりが単線のため，現状がほぼ限界のようである．この短いホーム，単線区間であることが輸送力向上の障害となっているのだが，空港の地下に存在するため，ホーム延長，複線化は容易ではない．建設当時としては十分であったのかもしれない．しかし，将来的に空港利用者増加を推進するのであれば，その実現を予想し10〜12両程度の列車（設計当時の特急列車では普通の長さである）が入れるホーム，複線の線路としておくべきであったといえるだろう．未来の予想は容易ではなく，ときに過剰投資と批判されることもあるだろうが，近視眼的な対応は後々より困難な状況をつくり出す．

翻って，われわれの仕事はどうであろうか？ 若年者にも椎間板ヘルニアは発生していたが，高齢化社会となった本邦では腰部脊柱管狭窄症に代表される脊椎変性疾患，そして骨粗鬆症性椎体骨折など加齢に伴う疾患の症例数が増加している．これらは通常ただちに生命にかかわる疾患ではなく，かつ自然軽快することも普通である．疾患にはよるが，数カ月，数年，さらには10年以上先までを見据えた治療方針の決定が必要となるはずだが，それは本当にできているだろうか？ 地域支援病院で外来診療を行っていると，十分な保存治療をされずに手術目的で紹介された患者が数カ月の保存治療で改善すること，十分な期間の骨粗鬆症治療の実施なく行われた椎体形成術後患者などが散見される．そしてこれから行おうとしている治療行為が，社会の未来へ及ぼす影響も考えているだろうか？ シンプルで安価に済ませられる病態に対して，あえて複雑で高額な治療行為を行ってはいないだろうか？「目の前の患者だけに全力を尽くす」というと聞こえはよいが，その医療行為は本当に患者のためになるのであろうか？ さらに現在は，吸入麻酔薬の温室効果，シングルユース製品および廃棄される薬剤の環境負荷なども懸念されるようになっている．医療は聖域と思う者は多いだろうが，仮に100年前の先祖が自身らの利益のために行った行為でわれわれの生存が脅かされているとすれば，それを受け入れることができるだろうか？ 近視眼にならないよう自省が必要である．

1人の脊椎脊髄外科医として，社会の制度をただちに変えることができるとは思わない．しかし未来，それは患者の予後予測から社会全体までを想像し，個人でもできることから実践することが必要である．個々の患者へ最適な医療を提供するだけでなく，よりよい社会を後世へ引き継ぐ責務がわれわれにはある．

指導医を招いて

脊髄硬膜動静脈瘻，見逃さないために
Tips for Appropriate Management of Spinal Dural Arteriovenous Fistula

遠 藤 俊 毅
Toshiki Endo, M.D., Ph.D.

Key words
spinal AVM, dural AVF, direct surgery

はじめに―脊髄動静脈奇形とその中の硬膜動静脈瘻―

脊髄動静脈奇形（spinal arteriovenous malformation：SAVM）は，脊髄あるいはその周囲の神経や硬膜を栄養する動脈と静脈の間に，正常な毛細血管網が介在せずに直接的な動静脈短絡（瘻孔）を形成する異常血管構築である．SAVMはその病的接続の存在部位や血管構造に基づき，硬膜動静脈瘻（dural arteriovenous fistula：AVF），傍髄動静脈瘻（perimedullary AVF），髄内動静脈奇形（intramedullary AVM），さらには硬膜外AVFや神経根AVFなどに分類される[1,2]．

このうち，臨床で最も頻度が高い病態がdural AVFである．Dural AVFはSAVMのうち約70％を占め，日本国内では人口100万人あたり約1.7人の頻度で発生すると報告されている[3]．患者の多くは中高年男性であり，男女比はおおよそ5：1とされる．Dural AVFの血管構造は特徴的で，根髄膜動脈が栄養動脈となり，脊髄硬膜内の内層側に瘻孔を形成する[4]．瘻孔は神経根を包む，いわゆる硬膜管の袖の部分に発生し，増加した血流が架橋静脈を導出静脈とし脊髄静脈に逆流する．この逆流により，脊髄での静脈うっ滞，ひいては脊髄髄内の虚血障害が引き起こされ，患者は脊髄症を呈する[5]．なお，dural AVFはどの脊椎レベルにも生じるが，頭蓋頚椎移行部に生じた場合，くも膜下出血にて発症することが多い[6]．この機序として，拡張した脊髄静脈が圧力に耐えられず破綻し出血を引き起こすことが想定されている[7,8]．

本稿では，うっ血性脊髄症にて発症した胸髄dural AVFの代表的な症例を通じて，本疾患の診断上のピットフォール，特に画像読影と神経診察のコツ，そして最後に治療手段について述べる．

症例提示

症例は60歳代，男性．

約1年前より両下肢にしびれを自覚し，半年後には右下肢脱力が出現した．症状の進行により歩行障害を呈し，近医より当科に紹介された．当科受診時にはつかまり歩行で，両下肢のしびれに対してプレガバリンを内服していたが，膀胱直腸障害の自覚はなかった．

初診時の神経所見では，右大腿以下の筋力低下（Manual Muscle Testing：MMT 4/5），T7以遠のデルマトームにおける表在感覚障害，L3以下の知覚過敏，両下肢深部覚障害を認めた．膝蓋腱反射・アキレス腱反射は両側で亢進，Babinski反射は陰性であった．

MRIではT4-8レベルにT2強調画像高信号域を認め，胸髄背側にflow voidが確認された（**Fig. 1**）．造影CTでは右T6椎間孔から拡張した血管が脊柱管内に進入する様子がみられたが，確定診断にはいたらなかった．脊髄血管撮影では右T6肋間動脈由来の根髄膜動脈が椎間孔近傍で瘻孔を形成し，導出静脈は拡張蛇行した脊髄静脈へと連続していた（**Fig. 2 a**）．細い栄養動脈（根髄膜動

東北医科薬科大学脳神経外科／Division of Neurosurgery, Tohoku Medical and Pharmaceutical University
連絡先：〒983-8536 仙台市宮城野区福室1-15-1 東北医科薬科大学脳神経外科 遠藤俊毅〔Address reprint requests to：Toshiki Endo, M.D., Ph.D., Division of Neurosurgery, Tohoku Medical and Pharmaceutical University, 1-15-1 Fukumuro, Miyagino-ku, Sendai-shi, Miyagi 983-8536, Japan〕

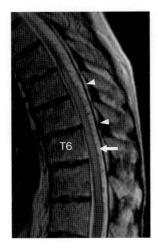

Fig. 1 左 T6 dural AVF 胸髄 T2 強調 MRI 矢状断
脊髄髄内に異常高信号域を認める（矢印）．脊髄背側に拡張した血管を示唆する flow void を認める（矢頭）．

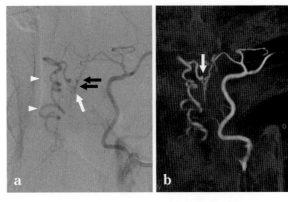

Fig. 2 左 T6 dural AVF 脊髄血管撮影
a：左 T6 肋間動脈選択撮影．神経根髄膜動脈（黒矢印）が左 T6 椎間孔近傍に到達し瘻孔を形成する（白矢印）．拡張した架橋静脈を介して，尾側方向に後脊髄静脈が描出される（矢頭）．
b：脊髄血管撮影 3 次元再構成画像．a と同様の血管構造であるが，特に瘻孔部位での血管径の変化（矢印）が明瞭に描出されている．

脈）から瘻孔を介して太い導出静脈（架橋静脈）に造影剤が流出していたが，脊髄血管撮影の 3 次元再構成画像で瘻孔箇所の血管径変化がより鮮明に捉えられている（**Fig. 2 b** 矢印）．この所見から右 T6 dural AVF の確定診断となった．

以上より，全身麻酔下に T6 片側椎弓切除を行い，硬膜貫通部での導出静脈の離断により瘻孔を閉塞した．インドシアニングリーン造影にて血流の逆流と遮断を確認し，術中計画どおりの手技で終了した（**Fig. 3**）．術後はしびれの改善を直後より自覚し，運動麻痺も改善傾向，16 日目に独歩自宅退院した．

見逃しやすい症例と MRI 読影の工夫

提示した症例は dural AVF の典型例である．非特異的な臨床症状を呈したが，胸髄 MRI での脊髄背側の flow void により脊髄血管性障害の存在を疑うことができた．一方，flow void を指摘することが容易でないことも経験する．以下に症例を 3 例提示する．

1 例目は中高年の男性で，下肢のしびれ，筋力低下，歩行障害を呈して近医を受診し，初診時に撮像された腰椎 MRI において明らかな脊柱管狭窄が指摘され，その所見により診断が固定されてしまっていた（**Fig. 4 a**）．馬尾に紛れる flow void の同定（**Fig. 4 a** 矢印）は後方視的にみても困難かもしれない．本症例において胸髄 MRI が撮像され，flow void の存在が明らかとなったのは，両下肢運動麻痺が進行した後であった（**Fig. 4 b**）．

2 例目は，四肢麻痺と嚥下障害をきたし，当科へ救急搬送された頭蓋頚椎移行部 dural AVF である（**Fig. 5 a**）．

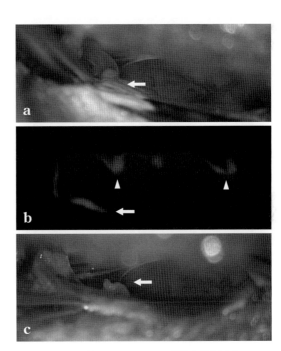

Fig. 3 左 T6 dural AVF 直達手術中写真
a：左片側開創．画面の左が頭側．左 T6 神経根尾側に拡張した導出静脈を確認した（矢印）．
b：インドシアニングリーン血管造影にて導出静脈（矢印）および拡張した後脊髄静脈（矢頭）が描出された．
c：導出静脈を凝固切断し，手術を終了した（矢印）．

本症例の MRI でも flow void は指摘しづらい．一般的に dural AVF では異常血流が後脊髄静脈に逆流し，静脈の拡張を引き起こす．この後脊髄静脈はくも膜下腔に存在し，大きく蛇行するため flow void の所見が目立ちやすい．しかし，頭蓋頚椎移行部 dural AVF では，脊髄前方

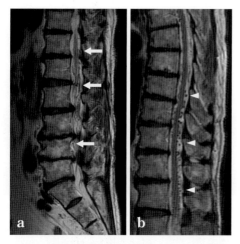

Fig. 4 腰部脊柱管狭窄に胸髄 dural AVF が併存する症例

a：腰椎 T2 強調画像矢状断．L2 から L5 レベルに及ぶ脊柱管狭窄が認められる．馬尾に紛れる flow void（矢印）が指摘されるが，当初その同定は困難であった．

b：胸椎 T2 強調画像矢状断．脊髄後面および前面の flow void（矢頭）が指摘され，dural AVF の診断に結びついた．

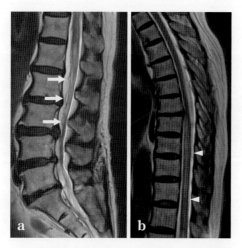

Fig. 6 Flow void の同定が困難であった腰椎硬膜外 AVF 症例

a：腰椎 T2 強調画像矢状断．Flow void（矢印）が指摘できるが，当初同定されず，腰椎穿刺によりくも膜下出血をきたした．

b：胸椎 T2 強調画像矢状断．脊髄髄内に高信号領域が指摘できる（矢頭）が，flow void は明らかでない．

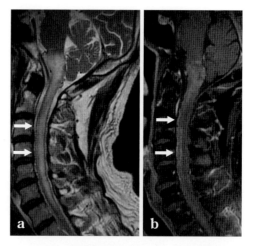

Fig. 5 頭蓋頚椎移行部 dural AVF 症例

a：T2 強調画像矢状断．脊髄髄内には延髄から C7 まで及ぶ高信号領域を呈しているが，前脊髄静脈の flow void（矢印）の指摘および診断までに時間を要した．

b：造影 T1 強調画像矢状断．拡張した前脊髄静脈が造影され（矢印），異常が指摘できる．

た造影 MRI にて（**Fig. 5 b**），拡張した血管構造を指摘し，確定診断に到達することができたが，診断まで時間を要した．

最後に 3 例目（**Fig. 6**）を提示する．本症例は腰椎硬膜外 AVF の症例であるが，馬尾に紛れて上行する drainer の flow void の指摘がきわめて困難であった（**Fig. 6 a**）．本症例は胸髄 MRI にて T2 強調画像髄内高信号が指摘されたため（**Fig. 6 b**），脊髄炎を疑われ他院で髄液検査のための腰椎穿刺が行われた．詳細はすでに他誌に報告しているが，腰椎穿刺の針が拡張した drainer を貫きくも膜下出血をきたした[10]．当科に紹介後，図に指摘の flow void の存在から血管障害を疑い，脊髄血管撮影を施行し，確定診断した．

Dural AVF および SAVM を遅滞なく診断するためには脊髄 MRI，特に T2 強調画像の矢状断において flow void の存在を指摘することが大切である．しかし，flow void は一様でなく，症例によってバリエーションがあることを認識しておく必要がある．

診断遅延を防ぐ神経診察の工夫

もう 1 点重要なポイントは，適切なレベルの脊椎 MRI を撮像することである．たとえば，前出の症例のように両下肢症状をきたす症例に対して腰椎 MRI のみを行っていては，flow void を指摘できず，診断の遅れにつながってしまう．これを防ぐためには，神経所見に準拠し

の前脊髄静脈に異常血流が逆流するため，前脊髄静脈が拡張することが多い[9]．前脊髄静脈は脊髄軟膜下にあるため，拡張しても蛇行しづらく，脊髄 MRI T2 強調画像の矢状断で異常として認識されづらいため注意を要する．事実，本症例では脊髄炎を疑って他院にて施行され

た画像診断の選択がきわめて重要である．もちろん，体幹部の感覚障害に気がつくことができればデルマトームから胸髄病変を疑うことが可能になる．ただし，時間のない外来診療の中で全身の pin prick test を行うことは，必ずしも容易ではない．そこで，下肢深部腱反射の所見に注目することをおすすめしたい．16 例の胸髄 dural AVF 自験例を解析したところ，膝蓋腱反射が亢進あるいは正常であったのがそれぞれ 53.1％，34.4％であった．また，アキレス腱反射においては亢進あるいは正常がいずれも 43.8％ずつであった[11]．つまり進行性の下肢症状を呈する患者では，初診時に診察室において膝蓋腱反射，アキレス腱反射が亢進，あるいは正常に保たれている場合は胸髄病変（この場合は dural AVF）を疑って胸椎 MRI を撮像することを考慮するべきである．

■ 治療―直達手術と血管内治療の比較―

Dural AVF の治療には血管内治療と直達手術がある[3,6,12]．われわれは直達手術を第一選択としているが，いずれの治療手段であっても重要な点は，瘻孔の正確な位置を同定し，そこを確実に閉塞することである．

直達手術では硬膜内にて架橋静脈の離断を行うことにより，AVF を閉塞し治癒させる．現在は，術前の脊髄血管撮影や cone-beam CT によって瘻孔の位置を三次元的に把握したうえで，導出静脈の硬膜貫通部を目標に最小限の開窓を行い，確実に遮断することが可能である[1]．実際，小切開，片側椎弓切除による腹臥位での直達手術は，通常 1.5 時間以内で完遂可能であり，手術侵襲は決して大きくない．術中にはインドシアニングリーンビデオ血管造影などの補助手段を併用することで，導出静脈の逆流や遮断後の血流消失を確認でき，視認性の高い確実な治療が実現する．

一方，血管内治療は，その低侵襲性から第一選択とする脳神経外科疾患が増えているが，低侵襲であることと安全確実性は同義ではない．血管内治療では，瘻孔を越えて導出静脈まで塞栓物質を進める必要があるが，これが不完全であると再発のリスクが高まる．加えて，根髄膜動脈の分岐位置が病変の栄養動脈に近接する場合には，不可逆的な脊髄梗塞を引き起こすリスクがあり適応に注意を要する．

実際，多施設共同研究でも，直達手術の初回病変閉塞率は，頭蓋頚椎移行部あるいは胸腰椎病変のいずれでも 98〜99％に達している[6,12]．日本脊髄外科学会が行った多施設共同研究では 195 例の胸腰椎部 dural AVF 症例のうち 145 例に直達手術が行われ，初回治療成功率が

99.3％，合併症率は 4.1％と報告されており，この治療による初回治癒率は総じて高く，平均 26 カ月のフォローアップ期間にて再発は認められなかった[12]．一方，血管内治療症例 50 例の初回病変閉塞率は 64％，合併症率は 4％と再治療が必要となる症例が少なくない[12]．

本疾患の治療に際しては，瘻孔の正確な位置同定，血管構造の完全把握を前提に，直達手術を基本とした治療戦略を検討する．一方，術前の検討が不十分なまま手術に臨むと，本来温存すべき血管を誤って離断してしまい，術後に新たな脊髄障害や神経症状を引き起こす可能性がある．また，逆に離断すべき導出静脈を温存した場合には，瘻孔が閉塞せず不十分な治療となり，再発および再治療の必要性を生じるため，十分な注意が必要である．本疾患の治療に携わる脊髄外科医は，的確な診断と慎重な術前検討を行い，引き続き質の高い医療を提供する努力を怠ってはならない．

■ おわりに

Dural AVF の治療において大切なことは早期診断と適切な治療介入による瘻孔閉塞である．早期診断のためには，MRI 所見から本症を疑い，速やかに脊髄血管撮影を行うことが重要である．特に適切な脊椎レベルの MRI を撮像し，T2 強調画像での flow void 所見のバリエーションに留意しながらこの所見を見逃さないようにすることが重要である．

治療では，正確な診断に基づき予定した治療手技を確実に遂行することが求められる．瘻孔の位置および，硬膜内に逆流する静脈の硬膜貫通部の位置を診断し，直達手術により，その部位での静脈の起始部を遮断することにより，瘻孔が閉塞し，病変を治癒させることができる．Dural AVF および SAVM 患者の早期診断と確実な治療，そして神経症候の改善のために，本稿の内容が参考になれば幸いである．

利益相反開示
本論文に関して，開示すべき COI はありません．

文　献
1) Endo T, Endo H, Sato K, et al：Surgical and endovascular treatment for spinal arteriovenous malformations. *Neurol Med Chir*（*Tokyo*）56：457-464, 2016
2) Takai K：Spinal arteriovenous shunts：angioarchitecture and historical changes in classification. *Neurol Med Chir*（*Tokyo*）57：356-365, 2017
3) Hiramatsu M, Ishibashi R, Suzuki E, et al：Incidence and clinical characteristics of spinal arteriovenous shunts：hospital-

based surveillance in Okayama, Japan. *J Neurosurg Spine* **36**：670-677, 2022

4) Takai K, Endo T, Yasuhara T, et al：Microsurgical versus endovascular treatment of spinal epidural arteriovenous fistulas with intradural venous drainage：a multicenter study of 81 patients. *J Neurosurg Spine* **33**：381-391, 2020

5) Kiyosue H, Matsumaru Y, Niimi Y, et al：Angiographic and clinical characteristics of thoracolumbar spinal epidural and dural arteriovenous fistulas. *Stroke* **48**：3215-3222, 2017

6) Takai K, Endo T, Seki T, et al：Neurosurgical versus endovascular treatment of craniocervical junction arteriovenous fistulas：a multicenter cohort study of 97 patients. *J Neurosurg* **137**：373-380, 2021

7) Kai Y, Hamada J ichiro, Morioka M, et al：Arteriovenous fistulas at the cervicomedullary junction presenting with subarachnoid hemorrhage：six case reports with special reference to the angiographic pattern of venous drainage. *AJNR Am J Neuroradiol* **26**：1949-1954, 2005

8) Hiramatsu M, Sugiu K, Ishiguro T, et al：Angioarchitecture of arteriovenous fistulas at the craniocervical junction：a multicenter cohort study of 54 patients. *J Neurosurg* **128**：1839-1849, 2018

9) Haryu S, Endo T, Sato K, et al：Cognard type V intracranial dural arteriovenous shunt：case reports and literature review with special consideration of the pattern of spinal venous drainage. *Neurosurgery* **74**：E135-142, 2014

10) Kajitani T, Endo T, Inoue T, et al：Lumbar tap-induced subarachnoid hemorrhage in a case of spinal epidural arteriovenous fistula. *J Neurosurg Spine* **29**：535-540, 2018

11) Endo T, Kajitani T, Inoue T, et al：Clinical characteristics of lumbosacral spinal dural arteriovenous fistula（DAVF）-comparison with thoracic DAVF. *World Neurosurg* **110**：e383-388, 2018

12) Takai K, Endo T, Yasuhara T, et al：Neurosurgical versus endovascular treatment of spinal dural arteriovenous fistulas：a multicenter study of 195 patients. *J Neurosurg Spine* **34**：514-521, 2020

認定医-指導医のためのレビュー・オピニオン
Reviews and Opinions

手術成績を高めるための腰・殿部痛の評価と対処方法

Evaluation and Treatment of Lower Back and Buttock Pain to Improve Surgical Outcomes

金 岡 恒 治
Koji Kaneoka. M.D., Ph.D.

Key words：
low back pain
buttock pain
trunk muscles
motor control
pelvic ring instability
　syndrome

Spinal Surgery 39（1）9-15, 2025

はじめに

　脊椎・脊髄外科医は，臨床所見と画像所見を照らし合わせて病態を診断し，画像所見に表れる器質的変化と患者の症状との間に明らかな因果関係を認める際に，手術によってその器質的変化に対して神経の除圧術や脊椎固定手術を行い症状の改善を図る．そのため，器質的変化を認めない症状がある際には非特異的腰痛症と評価され，手術加療は行い得ず，なんらかの対症療法に頼ることになる．

　しかし，ヒトは加齢に伴い脊椎変形性変化が生じるため，高い頻度で無症候性の椎間板ヘルニアや脊柱管狭窄状態を呈している．そのため，もし非特異的腰痛症としての腰痛や殿部痛を有する患者が無症候性の椎間板ヘルニアや脊柱管狭窄を呈する場合には，臨床徴候と画像所見が完全に一致しないことに疑問を抱きつつも手術加療を行うことがあり，その結果として症状の改善を得られない．このことは患者にとっては誤診であり，脊椎脊髄外科医にとっては高度なテクニックで器質的変化を解消させたにもかかわらず患者の満足を得られないこととなり，手術成績の低下や脊椎手術そのものに対する世間の評価を下げてしまうことにつながる．そのため，脊椎脊髄手術を行う外科医には，器質的変化を伴わない腰痛・殿部痛の病態を知ったうえで，手術適応を決定することが求められる．

　しかし，従来の医学教育においては重篤な疾患については深く学ぶ機会が多いものの，いわゆる common disease について深く学ぶ機会は少なく，特に運動器に関しては器質的変化の生じない腰痛や肩こりなどの運動器病態についての教育はきわめて少ない．そのためわれわれ

脊椎脊髄外科医師の多くは，高度な診断・治療技術を有しているにもかかわらず，家族の日常での軽微な腰痛や肩こりについての疑問に対しては適切に評価し対処することに苦労しているのではないだろうか．筆者は脊椎外科医として臨床に携わる傍ら，スポーツドクターとして競技の現場に長らく滞在し，選手スタッフのさまざまな運動器の不調について対応してきた．その経験から非特異的腰痛をできるだけ正確に評価し，その症状を緩和させるための運動療法を研究してきている．本稿では，その背景を活かし，脊椎脊髄外科医師が知っておくべき非特異的腰痛の評価と対処方法について記述する．

1．疼痛の種類

　疼痛には，侵害受容器を刺激することによって生じる侵害受容性疼痛，神経組織の障害によって生じる神経障害性疼痛，中枢での疼痛の受け止め方の問題で生じる痛覚変調性疼痛の3種類がある．腰椎椎間板ヘルニアや脊柱管狭窄による神経組織の圧迫や炎症によって生じる，いわゆる坐骨神経痛は神経障害性疼痛であり，専門的対処が行われるため本稿では割愛し，腰部・骨盤帯の侵害受容器が刺激されることで生じる腰痛・殿部痛について解説する．

　脊柱・骨盤を構成する運動器としては椎間板，椎間関節，仙腸関節，筋・筋膜が挙げられ，いずれの組織にも侵害受容器が存在している．運動器の疼痛発生のメカニズムとして，関節の可動域の最終域で関節包や関節を安定させる靭帯への負荷をかけ続けることによって生じる関節痛と，動作をコントロールする筋肉の遠心性収縮によって上昇する筋腱への牽引力によって生じる筋腱由来

早稲田大学スポーツ科学学術院／Faculty of Sport Sciences, Waseda University
連絡先：〒202-0021 西東京市東伏見 3-4-1　STEP 22　早稲田大学スポーツ科学学術院　金岡恒治〔Address reprint requests to：Koji Kaneoka, M.D., Ph.D., Faculty of Sport Sciences, Waseda University, STEP 22, 3-4-1 Higashifushimi, Nishi-tokyo-shi, Tokyo 202-0021, Japan〕

の疼痛に分けることができる（**Fig. 1**）．牽引力によって生じる障害には，強大な力による肉離れ，腱断裂，裂離骨折があり，繰り返す力によって組織の修復を上回る損傷が繰り返されることで生じる筋膜障害，腱炎，筋腱付着部症がある．侵害受容性疼痛を引き起こす腰・殿部の障害について，以下に筋性腰痛と関節性腰痛に分けて解説する．

2．筋性腰痛（**Fig. 2**）[1]

筋の収縮様式には付着部同士が近寄るときの求心性収縮と，付着部同士が離れていくときの遠心性収縮がある．二足歩行をする人類においては骨盤に対して上体が前方に倒れていくのを止めるために脊柱起立筋は常に遠心性収縮を行って直立位を保持している．また，もし加齢に伴う椎間板高減少や椎体骨折などによる後弯変形を呈する場合には，脊柱起立筋への負荷が増して筋膜の炎症を生じたり，脊柱起立筋の一部である腸肋筋の骨盤側の付着部である腸骨稜に筋付着部障害を生じる．

筋膜は筋肉を内包する疎な線維組織で筋肉同士が隣接する場合には，互いの筋肉の収縮方向を保つために筋膜間で滑走する．筋膜への負荷によって筋膜間に炎症が生じ，組織修復のために集まる線維芽細胞によるコラーゲン生成によって筋膜間が癒着し滑走性が乏しくなり，疼痛や圧痛を伴う硬結を形成する．このため，超音波画像ガイド下に筋膜の間に液体を注入し筋膜間の滑走性を回復させる治療方法として筋膜リリースが行われている．

筋性腰痛の評価方法として，問診所見では，立ち上がりや寝返りなどのなんらかの動作の際に生じる疼痛や動作困難，歩行や家事などの動作の継続によって生じる疼痛が挙げられる．診察所見では，腰部の圧痛点の確認を必ず行い，疼痛部位を明らかにする．多くの場合，腸骨稜の筋付着部に圧痛を認め，ときにその圧痛が筋膜を介して殿部，大腿部にまで放散することを経験する．障害部位圧迫による疼痛が筋膜を介して下肢に拡大していると推察されるが，歩行継続によって腰痛とともに下肢痛を生じ，休息によって軽快するという症状は脊柱管狭窄症由来の間欠性跛行と酷似するため鑑別に注意を要する（**Table 1**）．脊柱所見として，腰椎の前屈の途中の疼痛誘発や腰椎伸展痛，障害側へ斜め後ろに伸展させる（Kemp手技）ことで筋の短縮によって疼痛が再現される．症例によっては体側斜め後ろへの伸展動作において当該する筋が伸長されることで疼痛が再現されることもある．脊柱起立筋の付着部障害が疑われた際には，腸骨稜の明らかな圧痛を認める部位にブロック注射を行う．

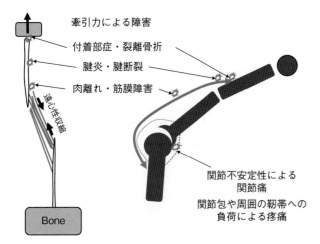

Fig. 1 モーターコントロール不全による牽引性障害と関節障害

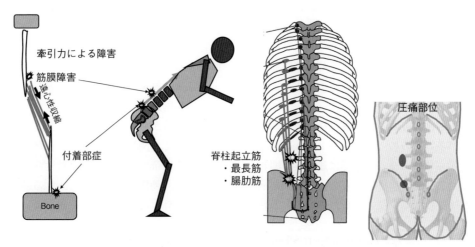

Fig. 2 筋・筋膜・腱への負荷による筋筋膜性腰痛，筋付着部症の発生機序
脊柱起立筋（特に腸肋筋）の繰り返しの遠心性収縮によって生じる繰り返しの牽引力によって筋膜の炎症や，筋付着部症を生じる．

Table 1 脊柱管狭窄症や腰椎椎間板ヘルニアとの鑑別を要する腰部障害

脊柱起立筋付着部障害 歩行によって筋への負荷が増し腰痛を生じ，休息によって軽快する 脊柱管狭窄症との鑑別を要する
仙腸関節障害 腰椎前屈によって腰痛・下肢痛を呈し，自動 SLR にて腰痛を呈し，背臥位で膝立て位での前脛骨筋の筋出力の低下を呈することがある 腰椎椎間板ヘルニアとの鑑別を要する

ブロック注射によって主訴である動作時痛が軽減することで病態を診断するとともに治療効果も期待される．

3．関節由来の腰痛

腰部骨盤帯の関節で侵害受容器を有し腰・殿部痛を発症させる関節として，椎間板，椎間関節，仙腸関節がある．以下におのおのの病態と評価方法，対処方法について述べる．

椎間板性腰痛（Fig. 3）[1]

椎間板は強靭な線維輪の中にゲル状の髄核が内包され衝撃吸収機能を有しながら脊柱の運動を可能とさせている．椎間板に過度の負荷が加わると，線維輪の内側から損傷が始まるが，正常な椎間板内には神経組織は存在しないため腰痛は生じない．また，椎間板内には血管組織も存在しないため損傷部位は修復されず，次の内圧上昇によって線維輪損傷部位が大きくなり，損傷部位が椎間板表層に達すると損傷部位を修復するために神経・血管組織が侵入し炎症反応に伴って線維芽細胞によるコラーゲン線維の増生が生じ，同部には神経組織を内在する線維の塊（有痛性肉芽）が形成される．有痛性肉芽が存在する状態で椎間板内圧が上昇するとその刺激によって腰痛を生じることが椎間板性腰痛の病態と考える．

椎間板性腰痛は前屈姿勢や骨盤後傾位での座位姿勢などで腰椎の後弯が生じることで椎間板内圧が上昇するときに腰痛を生じる．圧痛所見として障害椎間板の上下の棘突起の圧迫によって椎間板に負荷が伝わり腰痛が再現される．その診断は椎間板内ブロック注射によって症状が軽減されることで行われるが，椎間板穿刺は侵襲的な手技であるためその実施には慎重を要する．椎間板性腰痛が繰り返され髄核が脊柱管内に移動すると腰椎椎間板ヘルニアとなり，神経障害性疼痛を引き起こす．

4．椎間関節性腰痛（Fig. 4）[1]

椎間関節は腰椎後方の滑膜関節で侵害受容器を豊富に

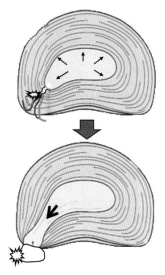

椎間板内圧上昇
↓
線維輪の損傷
↓
侵害受容性神経組織の侵入
＋コラーゲン生成
→ 有痛性肉芽形成
↓
椎間板内圧上昇による刺激
→ 椎間板性腰痛
↓
損傷線維輪を通して髄核移動
→ 椎間板ヘルニア
→ 神経根の圧迫・炎症
→ 坐骨神経痛

Fig. 3　椎間板性腰痛の病態と椎間板ヘルニアへの進展

含み，腰椎伸展動作の繰り返しや，腰椎椎間板変性による荷重機能低下によって負荷が増すことなどで侵害受容器が刺激され疼痛を生じる．その評価では，脊柱所見として腰椎を伸展する際や斜め後ろに反らす（Kemp 手技）際に腰痛が再現され，圧痛所見として障害部位の棘突起や障害椎間関節の圧痛を認める．確定診断や治療として同関節へのブロック注射を行い疼痛の軽減をみることで診断する．患者によっては Fig. 4 の CT 画像の右椎間関節のごとく関節裂隙が消失し，関節辺縁の骨棘の形成を認め，このような場合は椎間関節の変形性関節症と診断される．しかし，このような変形性変化を認めなくても，関節への負荷による疼痛反応と捉えて，前述の臨床所見があれば同関節由来の腰痛として対処する．

5．脊柱を安定させる体幹筋収縮様式（モーターコントロール）（Fig. 5, 6）[1]

脊柱は椎骨が積み木のように積み上がり，椎間関節に

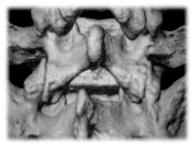
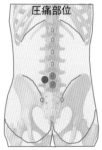

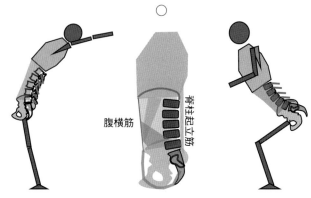

Fig. 4 椎間関節性腰痛の病態と腰部脊柱管狭窄症への進展

Fig. 5 脊柱運動における体幹筋群のモーターコントロール
腹横筋や多裂筋などの体幹深部筋が活動し脊柱の安定性を得た後に，脊柱起立筋などの体幹浅層筋群が活動して各脊柱分節がなめらかに動くことが求められる．

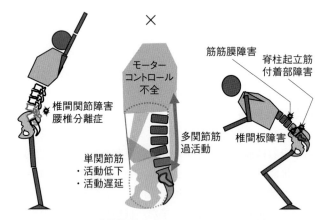

Fig. 6 体幹筋群のモーターコントロール不全
体幹深部筋の活動低下や体幹浅層筋の過活動による相対的な筋活動遅延によって，脊柱の安定性が得られる前に脊柱運動が生じると，最も動きやすい分節（多くはL4/5椎間）に挙動が集中し，同分節の関節障害としての椎間板障害，椎間関節障害を生じる．また，体幹浅層筋群の過活動による牽引性障害として，多くは脊柱起立筋の付着部障害や筋筋膜障害が生じる．

よって挙動が規定される不安定な構造で，体幹筋の筋力が作用することで直立位が保たれる．体幹筋は脊柱に直接付着する深部筋（インナーマッスル）と脊柱には直接付着しない浅層筋（アウターマッスル）に分けられる．インナーマッスルである腹横筋や多裂筋が活動し，不安定な脊柱を安定させた後にアウターマッスルによる脊柱運動を行うことが求められる．また，直立姿勢をとる際にはインナーマッスルによって重量のある頭部を重心位置に保持することでアウターマッスルの過活動を抑制することができる．

もしインナーマッスルが正しく活動せず，アウターマッスルがインナーマッスルよりも先に活動してしまうようなモーターコントロール機能不全状態で腰椎の伸展動作を行うと，**Fig. 6**左図のように腰椎の動きやすい1カ所に挙動負荷が集中してしまい，椎間関節障害や腰椎分離症を生じることになる．また，しゃがみ込み動作や，物をもち上げる動作を行う際に正しくモーターコントロールされずに，骨盤が後傾し腰椎が後弯したままで動作を行うことで腰椎椎間板への負荷が増し，椎間板障害を引き起こす．そのため，椎間関節障害や椎間板障害による腰痛に対する対応として，正しく体幹筋モーターコントロールされた動作を身につけるようにする指導が求められる．

6．仙腸関節障害（Fig. 7）

腸骨と仙椎は滑膜関節である仙腸関節と線維軟骨結合である恥骨結合で連結して骨盤輪を形成する．二足歩行するヒトにとって骨盤輪には大きな可動性は必要とされず，安定性が求められるため，仙腸関節はその関節面の凹凸構造による噛み合わせ機構や周囲の強靭な靭帯によって安定性を得ている．仙腸関節痛を有する患者に対するブロック注射の効果として，滑膜関節としての仙腸関節内へのブロック注射よりも，仙腸関節後方の後仙腸靭帯内へのブロック注射のほうが有効率が高かった[2]と報告されており，仙腸関節痛の発痛組織は滑膜関節としての仙腸関節よりも，後仙腸靭帯をはじめとした骨盤輪周囲の靭帯付着部に存在すると推定される．

骨盤輪安定機構には，仙腸関節周囲靭帯による構造的

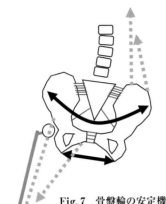

Fig. 7 骨盤輪の安定機構
骨盤輪の安定性には，骨盤内在筋活動による機能的安定機構と，仙骨と腸骨を結合する靭帯による構造的安定機構がある．これらの機能によって外乱要素に対して骨盤輪を安定させている．

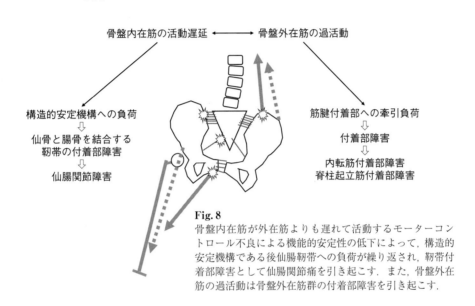

Fig. 8
骨盤内在筋が外在筋よりも遅れて活動するモーターコントロール不良による機能的安定性の低下によって，構造的安定機構である後仙腸靭帯への負荷が繰り返され，靭帯付着部障害として仙腸関節痛を引き起こす．また，骨盤外在筋の過活動は骨盤外在筋群の付着部障害を引き起こす．

安定機構と，骨盤内在筋（腹横筋や骨盤底筋）による機能的安定機構があり，両者によって運動時の負荷や骨盤外在筋活動による牽引力などによる外乱に対して安定性を保っている．機能的安定機構が正しく働くためには，腰椎と同様にはじめにインナーマッスルである骨盤内在筋が活動し骨盤輪が機能的に安定した後に，アウターマッスルである骨盤外在筋が活動するモーターコントロールが求められる（**Fig. 7**）．しかし，**Fig. 8**のごとく，骨盤内在筋の活動遅延や骨盤外在筋の過活動によって外在筋が内在筋よりも先に活動してしまうと内在筋による機能的安定性が低下し，構造的安定機構である仙腸関節周囲靭帯への負荷が増加し，その継続によって靭帯付着部に負荷が加わり続けることで付着部に微細損傷が生じ，その修復機転として局所に付着部障害を呈し，仙腸関節痛を生じると推察される．

また，この際に同時に生じている骨盤外在筋の過活動によっては，骨盤輪に付着している骨盤外在筋の付着部障害を呈する．骨盤輪付着筋群の障害としては内転筋付着部障害としての鼠径部痛（グロインペイン）がスポーツ障害として知られるが，グロインペインを呈するアスリートには腹横筋の筋収縮遅延があったとする報告[3]があり，この推察を支持する．その他にも骨盤外在筋群の過活動によって生じると考えられる腰部・骨盤の障害として，脊柱起立筋付着部障害としての腰痛，仙結節靭帯や殿筋の付着部障害としての殿部痛などがある．また，骨盤外在筋の過活動による障害として，大腿直筋の過活動によると考えられる膝伸展機構の障害，ハムストリングスの肉離れや付着部障害，大腿筋膜張筋の過活動による腸脛靭帯炎（ランナーズニー），腹斜筋群の過活動によると考えられるランナーの側胸部痛（差しこみ）などが挙げられる．これらの障害は骨盤輪周囲筋群のモーターコントロール機能不全によって生じると推察され，総じ

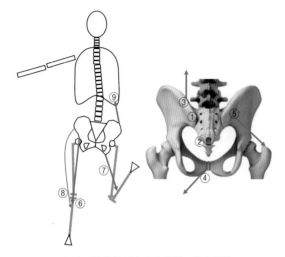

Fig. 9 骨盤輪不安定症候群の発症部位
①後仙腸靭帯付着部（仙腸関節障害）
②仙結節靭帯付着部
③脊柱起立筋付着部
④大腿内転筋付着部（groin pain）
⑤殿筋付着部
⑥膝伸展機構障害（jumper's knee）
⑦ハムストリングス障害
⑧腸脛靭帯炎（runner's knee）
⑨側胸部痛（"さしこみ"）

て骨盤輪不安定症候群と捉えられる（**Fig. 9**）.

仙腸関節障害の症状として腰殿部の荷重時痛があり，問診や触診によってその部位を明らかにする．また，局所の疼痛以外に生じる不可解な症状として，患者の表現は多彩ではあるが，下肢のしびれや異常知覚，下肢の脱力感，下肢の位置覚低下，不安定感などがあり，臨床ではしばしば心理的要因によるものと誤った評価をされやすい．これらの不定愁訴ともいえる症候の発症機序は明らかではないが，後述する腹横筋の先行収縮による骨盤輪の機能的安定性を高めることで改善することから，仙腸関節周囲に存在する固有受容器の異常発火による筋収縮力の調整不全によって生じていたと推察される．

仙腸関節障害において陽性となる徴候として，仙腸関節周囲靭帯の圧痛点の評価，骨盤輪負荷テスト，背臥位での自動下肢伸展挙上（active straight leg raising：ASLR）時の患側下肢の挙上困難感[4]，ASLR時の下肢位置覚低下[5]，背臥位膝立て位における足関節背屈力の低下などが挙げられる．これらの徴候は腰椎椎間板ヘルニアと酷似しており，画像所見において無症候性の椎間板ヘルニアが存在する際には誤診を招きやすいため注意を要する（**Table 1**）．

仙腸関節障害への対処方法として[6]，明らかな圧痛点が存在する際にはトリガーポイントブロック注射を試行し，疼痛の軽減によって治療効果を得るとともに病態を評価する．次いで，腹横筋がほかの骨盤外在筋よりも先に収縮する理想的なモーターコントロール獲得のための介入を行う．腹横筋の収縮は，体表面での触診では感知できないため超音波診断装置を用いてバイオフィードバックとして腹横筋の収縮様式を運動学習させる．われわれの研究結果から，腹部を引き込むドローインを行わせる際には腹横筋収縮開始直後から外在筋である内腹斜筋も同時に収縮してしまう[7]．そのため，内腹斜筋の活動を抑えるためには仰臥位で力を抜かせ，臍と恥骨の間を1センチ程度，床に向かって軽く引き込むようにさせる．また，肛門を軽く閉めるように，軽く息を吐くようになどのキューイングを与えることで腹横筋を単独で収縮させることができるようにさせる．単独収縮ができるようになった後に，なんらかの動作の前に腹横筋を先に収縮させる筋活動様式を指導する．もしASLRで疼痛を誘発したり下肢の重さを感じる際には，画像をみせながら腹横筋をわずかに収縮させてからASLRを行うようにさせる．この際にうまく先行収縮を行うことができると骨盤輪が機能的に安定し疼痛が軽減し，下肢が軽くなり，力が入りやすくなる．自身の身体の使い方を変えることで症状を減少させることができることを患者に認識させ，その収縮方法を日常生活で意識するように指示することで骨盤輪への負荷は軽減し，徐々に症状は軽減していく．しかし，腹横筋先行収縮様式の獲得は，その患者の運動学習能力に依存するため，獲得できない患者には効果は期待できない．また，腹横筋先行収縮ができない理由として，骨盤外在筋の過活動も挙げられ，その誘因として腰痛の慢性化による心理的なストレスなどが挙げられるため，これらの悪化要因を探索して対処することも重要となる．

おわりに

本稿で解説した，いわゆる非特異的腰痛と評価される運動器の病態とその対処方法について脊椎脊髄外科医の理解が深まり，器質的腰部障害との鑑別を行うことで手術による治療効果が高まることを期待する．

利益相反開示
本論文に関して，開示すべきCOIはありません．

文　献
1) 金岡恒治，成田崇矢：腰痛のプライマリケア．東京，文光堂，2018
2) Murakami E, Tanaka Y, Aizawa T, et al：Effect of periarticular and intraarticular lidocaine injections for sacroiliac joint pain：prospective comparative study. *J Orthop Sci* **12**：274-280,

2007

3) Cowan SM, Schache AG, Brukner P, et al : Delayed onset of transversus abdominus in long-standing groin pain. *Med Sci Sports Exerc* **36** : 2040-2045, 2004

4) Mens JM, Vleeming A, Snijders CJ, et al : The active straight leg raising test and mobility of the pelvic joints. *Eur Spine J* **8** : 468-473, 1999

5) Morito T, Kaneoka K : Sacroiliac joint pain increases reposition-ing error during active straight leg-raising. *Eur Spine J* **32** : 2042-2047, 2023

6) 金岡恒治, 森戸剛史, 江崎日奈子：仙腸関節痛の発生メカニズムに基づく評価と治療. J Spine Res **15**：821-826, 2024

7) Morito T, Akuzawa H, Okubo Y, et al : Comparison of abdominal muscle activity with various verbal instructions and onset activity analysis during draw-in maneuver. *J Exerc Rehabil* **18** : 264-271, 2022

教育総説 Review-Essentials

Metal-on-polyethylene 型人工椎間板置換術後の自験例における成績報告

Report of Single Institution Outcomes after Metal-on-polyethylene Artificial Disc Replacement Introduced in Japan

酒井恭平[*1] 野口祥平[*2] 大隣辰哉[*1]
Kyohei Sakai, M.D.[*1], Shohei Noguchi, M.D.[*2],
Tatsuya Ohtonari, M.D., Ph.D.[*1]

Key words :
total disc replacement
metal-on-polyethylene
range of motion
shell angle
C2-7 Cobb angle

はじめに

頚椎人工椎間板置換術 (cervical total disc replacement : CTDR) が, 2017 年に医療保険認可を受けた. CTDR は頚椎前方椎間板切除固定術 (anterior cervical discectomy and fusion : ACDF) と同等かそれ以上の臨床効果を有し, また, ACDF と比較して隣接椎間障害 (adjacent segmental disease : ASD) を軽減することが報告されている[1,2]. 現在, 本邦では, Prestige LP (Medtronic) と Mobi-C (Highridge Medical) の 2 種類の人工椎間板を使用できる.

Mobi-C は 2004 年にフランスで開発され, 1 椎間・2 椎間の CTDR どちらにも適応するインプラントとして FDA が 2013 年に最初に認可した metal-on-polyethylene の構造をもつ semi-constrained 型人工椎間板である (**Fig. 1**)[3]. Semi-constrained 型に関しては, 本来, 頚椎は 3 方向の軸に対して水平移動(「並進」と表現されることもある)と回旋の運動をもつため, その自由度は 6 自由度 (前後移動・内外移動・軸方向移動・屈曲/伸展・側屈・軸回転) となる. Mobi-C は固定コアの排除により自然な運動を維持でき, また, 生来の椎間板と同等の軸方向の圧縮能をもつ polyethylene のコアのため 6 自由度を獲得している (**Fig. 2**)[4]. また, 頭側のエンドプレートが上位椎体終板の弯曲に沿う形状, かつキールの作成が不要なため, 椎体に対してより愛護的かつ簡便な挿入が可能となるといった特徴がある[5].

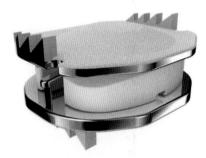

Fig. 1 Highridge Medical, Mobi-C
(Highridge Medical HP から引用)

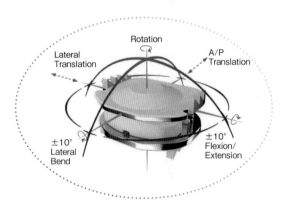

Fig. 2 Mobi-C cervical disc range of motion
(Highridge Medical HP から引用)

[*1] 脳神経センター大田記念病院脊椎脊髄外科／Department of Spinal Surgery, Brain Attack Center Ota Memorial Hospital
連絡先：〒720-0825 福山市沖野上町 3-6-28 脳神経センター大田記念病院脊椎脊髄外科 酒井恭平〔Address reprint requests to：Kyohei Sakai, M.D., Department of Spinal Surgery, Brain Attack Center Ota Memorial Hospital, 3-6-28 Okinogami-cho, Fukuyama-shi, Hiroshima 720-0825, Japan〕
[*2] 産業医科大学脳神経外科／Department of Neurosurgery, University of Occupational and Environmental Health, Japan

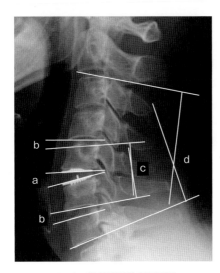

Fig. 3 放射線学的評価因子
a：手術椎間の shell angle.
b：隣接椎間の disc space angle.
c：Functional segmental unit（FSU）.
d：C2-7 Cobb angle.

今回，当院における Mobi-C を用いた CTDR に関して臨床的および放射線学的に調査した．

自験例の検討（Mobi-C）

1 当院における CTDR の適応

当院では 2021 年より頚椎人工椎間板置換術適正使用基準[5]に準拠したうえで CTDR を導入した．おもな適応としては，頚椎変性が高度（後縦靭帯の石灰化や顕著な骨棘形成，椎間板高の顕著な低下など）ではない頚椎椎間板ヘルニアもしくは頚椎症性神経根症の症例とした．

2 対象

2021 年 4 月から 2024 年 9 月に当院で施行した CTDR の症例 16 例を対象とした．男性 11 例，女性 5 例，年齢中央値 46.5（interquartile range：41.0〜52.2）歳であった．施行椎間は C4/5 が 2 例，C5/6 が 9 例，C6/7 が 5 例であった．

3 術式

体位は仰臥位で肩枕を挿入し，頚椎アライメントを中間位とした．C-arm 側面透視で当該椎間を確認し，罹患椎間の延長線上に 8〜10 cm の横切開を置いた．頚椎前方アプローチで椎体前面に到達し，クランク形針を椎間板に穿刺し側面透視でレベルチェックを行った．その後，両側の頚長筋内側付着部をメルクマールに椎間中央位置を確認し，のちに罹患椎間頭尾椎体の椎間ディストラクションピンを刺入する部位にドリルでマーキング後，頚長筋を椎体外側が確認できる位置まで上下椎体間で剝離した．椎間板を切除した後，キュレットを用いて軟骨性終板を切除し骨性終板を温存した．両側の鉤状突起までの幅で椎体後面の骨棘の削除を行い十分に後縦靭帯を露出し，原則後縦靭帯浅層を温存しつつ，後縦靭帯深層およびヘルニア塊の摘出を行った．Luschka 関節のリリースが得られたことを確認し，先にドリルでマーキングしておいた上下椎体中央の穴に，終板に平行に椎間ディストラクションピンを打ち，ディストラクターをかけた．ケージトライアルを挿入しインプラントサイズを決定するが，その際に側面透視にてトライアル先端が椎体後縁に達し，かつ上位椎体の終板に適合していることを確認した．その後，ディストラクションピンをガイドにインプラントを椎体正中に位置するように挿入し，同様に側面透視で適切な位置に設置されていることを確認した．

4 評価

後方視的に臨床的および放射線学的評価を行った．4 例は 6 週，2 例は 6 カ月，6 例は 1 年，4 例は 2 年まで評価できたが，おもに術前および術後 6 週，術後 6 カ月，術後 1 年の時点での各評価因子の変動を統計学的に解析した．16 例中 14 例が神経根症，2 例が脊髄症であり，かつ，その脊髄症の 2 例において下肢症状は軽度のバランス障害のみであったため，臨床評価は Japanese Orthopaedic Association Cervical Myelopathy Evaluation Questionnaire（JOACMEQ）における visual analogue scale（VAS）スコア（首・肩の痛み・こり，腕・手の痛み・しびれ）および JOA スコアを使用し，VAS スコアは術前に比して 2 cm 以上の低下を改善ありとし，JOA スコアは術前と比較して平林法での改善率計算にて 50％以上の改善率の場合を改善ありとした．また，放射線学的評価は，手術椎間の側面および正面での shell angle（**Fig. 3 a**）および隣接椎間の disc space angle（**Fig. 3 b**），functional segmental unit（FSU）（**Fig. 3 c**），C2-7 Cobb angle（**Fig. 3 d**），また，それらの range of motion（ROM）を使用した．統計解析に repeated-measures analysis of variance（ANOVA）を用い，$p<0.05$ を有意差ありとした（IBM SPSS Statistics for Windows, Version 30.0. Armonk, NY, USA：IBM Corp.）．

結果

臨床的評価として，術後 1 年の時点で VAS スコア「首・肩の痛み（83％）」，「腕・手の痛み・しびれ（100％）」において 2 cm 以上の改善がみられた（**Table 1**）．また，JOA スコアは術前平均 14.4 点から術後 6 週の時点で平均 16.4 点（平林改善率 76.1％）に有意に改善し，その後術

後6カ月で平均16.1点,術後1年で平均16.3点と改善は維持された(**Fig. 4**).

一方,放射線学的評価として,手術椎間の側面 shell angle は術後6週にかけて有意に局所前弯が増強し,以後維持された(p=0.005)(**Fig. 5 a**).手術椎間の側面 shell angle ROM は,術後6カ月において有意に増大した(p=0.028)(**Fig. 5 b**).また,手術椎間の正面 shell angle ROM は,術前と比較し有意な変化は認めなかった(**Fig. 5 c**).一方,側面 C2-7 Cobb angle は術後6週にかけていったん有意に増加し,その後術前と同程度まで減少した(p=0.047)(**Fig. 5 d**).

症例提示

43歳,男性.
C5/6右側の椎間板ヘルニアにより脊髄症を呈しており,同椎間の CTDR を施行した.臨床評価としては VAS が術前から術後6週時点で,「首・肩の痛み・こり」が6 cm から1 cm に,「腕・手の痛み・しびれ」が7 cm から1 cm に改善し,その後も再増悪はなかった.一方,JOA スコアの改善も術前16点から術後1年時点で16.5点となっており,平林改善率は50%であった.画像評価では shell angle −2.7 度→11.0 度→10.5 度→9.5 度と術後6週にかけて局所前弯が増強し,以降は維持された.また,C2-7 Cobb angle は 15.3 度→23.3 度→29.6 度→23.4 度と推移したが,過去の報告では日本人における一般的な

Table 1 VAS スコア

	6 w n=15	6 m n=12	1 y n=10
首・肩の痛み・こり	67	67	80
腕・手の痛み・しびれ	80	100	100

2 cm 以上の改善(%)

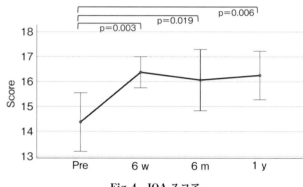

Fig. 4 JOA スコア

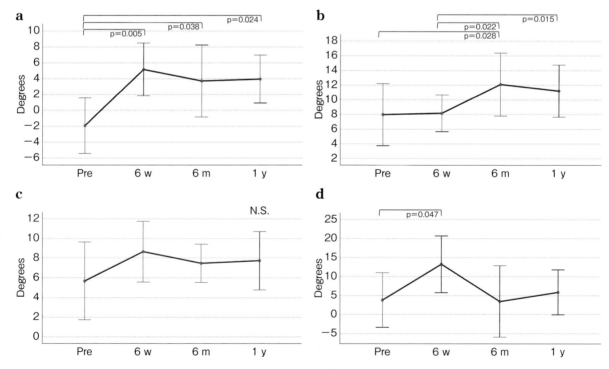

Fig. 5 放射線学的評価因子の推移
a:手術椎間 矢状断 shell angle.
b:手術椎間 側面 shell angle ROM.
c:手術椎間 正面 shell angle ROM.
d:C2-7 Cobb angle.

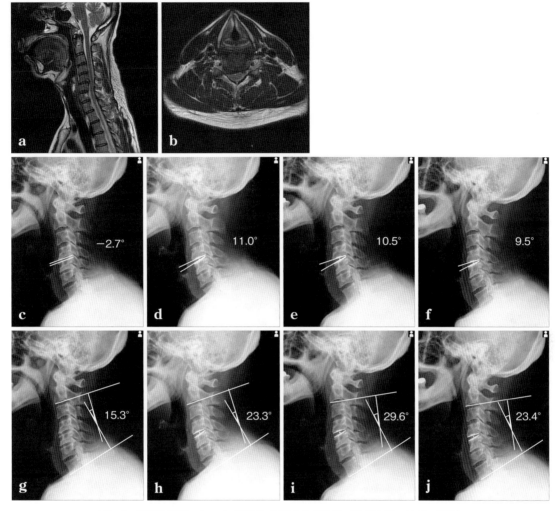

Fig. 6 頸椎椎間板ヘルニア（C5/6）に対するCTDR（代表症例：43歳，男性）
a, b：術前MRI．c〜f：手術椎間 側面shell angleの推移．g〜j：C2-7 Cobb angleの推移．

C2-7 Cobb angleは13.9±12.3度とされており[6]，適正域内で推移した（**Fig. 6**）．

考察

術後1年時点で両VASスコアの有意な改善が得られ，中でも「腕・手の痛み・しびれ」に関しては術後6週時点で2 cm以上の改善率は80％，術後6カ月時点で100％であった．過去の報告でもCTDRはACDFと比較して，隣接椎間への負荷が少ないため術後6カ月までの早期に首や上肢の臨床症状を回復するとされている[7]．また，CTDRではインプラントの適正位置への正確な設置が要求されるといった手技の特性上，ACDFと比較してより十分なLuschka関節のリリースが必要となるため，それがより有効な一次除圧につながることも要因と考える．

これまでACDF後のアライメントについて，後弯位で固定されることで軸性疼痛と相関すること[8]や隣接椎間障害を促進すること[9]が報告されており，前弯位保持の重要性が提唱されてきた[10]．また，現在本邦に導入されている2種類の人工椎間板に関する1椎間術後2年経過観察の報告[11〜14]では，手術椎間の局所前弯角が増大するとされている．本研究では手術椎間の局所前弯角は術後に有意に増大し，一方，C2-7 Cobb angleは術後早期に増大するものの，その後術前と同程度となった．以上より，CTDRは頸椎全体のアライメントへの影響を最小限としつつ局所前弯の獲得が可能ということがいえた．

手術椎間のshell angle ROMに関して，側面は有意に増大するも正面では有意な変化は認めなかった．Schwabら[15]は，CTDRにより手術椎間の回旋や側屈運動が過剰となると報告した．頸椎人工椎間板の過度の可動性は，脊椎を安定させるための脊柱筋への過負荷のため術後頸部痛を誘発するとされており，隣接椎間障害のリスクにもなる[16]．Mobi-C自体は自由度の高い頸椎人

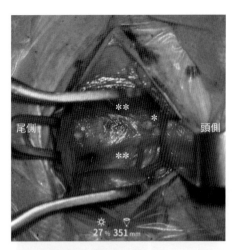

Fig. 7 頚長筋内側付着部をメルクマールとした正中部の
ドリリングによるマーキング
＊椎体正中，＊＊頚長筋

Table 2 各症例の術前椎間板高と設置した人工椎間板の高さ（CT正中矢状断像にて測定）

Cases	矢状面中央術前椎間板高（mm）	設置人工椎間板高（mm）
1	4.1	5.0
2	7.1	6.0
3	4.6	5.0
4	4.1	5.0
5	4.7	5.0
6	7.1	6.0
7	4.8	6.0
8	3.5	6.0
9	4.3	5.0
10	4.1	5.0
11	5.1	6.0
12	5.7	6.0
13	4.5	6.0
14	4.3	5.0
15	4.6	5.0
16	4.8	5.0

工椎間板であるが，隣接する解剖学的構造によって屈曲・伸展・回旋は一定のレベルまでで制限される設計となっており[17]，Mobi-Cを用いたCTDRでは頚椎運動改善の程度は生理的な範囲に留まるといえる．

CTDRは基本的にはACDFと類似の手術手技であるものの，確実な神経除圧と骨母床作成が必要であり，またインプラントを正確に設置するための工夫を要する[18]．当院では，椎体前面を露出した時点で頚長筋内側付着部をメルクマールとし椎体正中を確認し，罹患椎間の頭尾椎体にドリルにてマーキングする．それにより，頚長筋剥離および椎間板操作後も正中を見失うことなく，インプラントの正確な設置が可能となる（**Fig. 7**）．加えて，頭尾の連続性を温存するように頚長筋の剥離を最小限とし，両側の深部Luschka関節を十分にリリースしたうえで，ディストラクターにて母指と示指の腹でつまんでつまみが止まる程度のparallel distractionを行っている．それにより神経根への十分な一次除圧に加え，一定の高さの人工椎間板を設置することによる二次除圧も得られ，さらにはインプラントの前方脱転も予防できると考える．

CTDRのおもな術後合併症としては，まず，異所性骨化（heterotopic ossification：HO）による可動性低下が挙げられる[19,20]．加えて，anterior bone loss（ABL）やsubsidence，前方脱転などが報告されている[21〜25]．HOのリスク因子として，人工椎間板の椎体終板の被覆範囲が小さいことやキール作成による椎体終板の損傷による骨髄内の多機能前駆細胞の漏出などが挙げられるが，Mobi-Cを用いたCTDRではキール作成が不要であり，また，椎体終板の解剖学的構造に一致するエンドプレート設計により終板をより被覆できるため，HOの発生率が低下するとされる[26,27]．また，ABLとsubsidenceは明確に区別する必要があり，ABLは術後のストレス反応と骨リモデリングに伴う非炎症性変化のため術後6カ月以内に進行は停止する．一方，subsidenceは椎体終板に対する圧迫や摩耗による炎症性変化であり，術後後期に出現するとされる[28]．ABLに関しては，椎体前方への接触応力の集中や椎体終板の損傷による椎体内部への血液供給の低下がリスクとされ，subsidenceに関しても高い接触応力がリスクとされる[29]．Mobi-Cのようなmetal-on-polyethylene型のインプラントを用いた場合，コアの高い弾性や自由度により負荷が分散する可能性があるとされ[30]，加えて，Mobi-Cを用いたCTDRでは終板損傷のリスクも軽減できるため有効といえる．また，人工椎間板自体の軸圧負荷が高さ7 mm以上では有意に増加するといった報告もあるため[31]，あらためて，正確な位置かつ過度でないparallel distractionで高さを選択したインプラント設置が求められる．ただし，これを恐れるあまりunder-heightの人工椎間板を選択することは，椎間板高の維持による椎間孔二次除圧の効果低減やインプラント脱転のリスクが強まることが懸念される．

最後に，手術椎間の前弯角の増大がABLのリスクとされる報告もあるが[32,33]，一方で，局所後弯状態での設置が椎体前方のHOのリスクになる[34]といった報告もあり，controversialな課題も存在する．本研究では明確なABLやHOは確認されず，十分な深部Luschka関節のリリースと高さ・被覆面積ともにunder-sizeではない人工椎間板のサイズ選択が，これらの合併症予防に寄与した可能性が考えられた（**Table 2**）．

結 論

当院における semi-constrained 型に分類される metal-on-polyethylene 型人工椎間板を用いた CTDR の術後1年までの術後成績は良好で，放射線学的に生理的な頚椎可動性を維持したうえで臨床症状を改善し，明確な術後合併症の出現もなかった．CTDR は適切な症例選択，手術手技の熟練，人工椎間板のサイズ選択を行うことで，より有効かつ合併症の少ない治療成績となり得る．現時点で海外から有効性に関する長期的な報告も出始めているが，人種間で頚椎椎体サイズならび椎間板高が異なるため，さらなる本邦での症例の蓄積と長期間の調査が必要である．

利益相反開示

本論文に関して開示すべき COI はありません．

倫理審査

倫理委員会の承認：あり
（脳神経センター大田記念病院　承認番号：309）

文 献

1) Radcliff K, Coric D, Albert T：Five-year clinical results of cervical total disc replacement compared with anterior discectomy and fusion for treatment of 2-level symptomatic degenerative disc disease：a prospective, randomized, controlled, multicenter investigational device exemption clinical trial. *J Neurosurg Spine* **25**：213-224, 2016

2) Gornet MF, Burkus JK, Shaffrey ME, et al：Cervical disc arthroplasty with Prestige LP disc versus anterior cervical discectomy and fusion：seven-year outcomes. *Int J Spine Surg* **10**：24, 2016

3) Kim KD, Curran KA, Price RL, et al：Device profile of the Mobi-C artificial cervical disc：an overview of its safety and efficacy. *Expert Rev Med Devices* **22**：15-21, 2025

4) Khachatryan A, Permeswaran V, Pott M, et al：Mobi-C possesses axial compressibility similar to the native disc. Westminster（CO）：Highridge Medical Internal White Paper, 2020

5) 頚椎人工椎間板適正使用基準策定委員会：頚椎人工椎間板置換術　適正使用基準（第5版）. 2019

6) Martini ML, Neifert SN, Chapman EK, et al：Cervical spine alignment in the sagittal Axis：a review of the best validated measures in clinical practice. *Global Spine J* **11**：1307-1312, 2021

7) Leven D, Meaike J, Radcliff K, et al：Cervical disc replacement surgery：indications, technique, and technical pearls. *Curr Rev Musculoskelet Med* **10**：160-169, 2017

8) Kawakami M, Tamaki T, Yoshida M, et al：Axial symptoms and cervical alignments after cervical anterior spinal fusion for patients with cervical myelopathy. *J Spinal Disord* **12**：50-56, 1999

9) Katsura A, Hukuda S, Saruhashi Y, et al：Kyphotic malalignment after anterior cervical fusion is one of the factors promoting the degenerative process in adjacent intervertebral levels. *Eur Spine J* **10**：320-324, 2001

10) Katsuura Y, York PJ, Goto R, et al：Sagittal reconstruction and clinical outcome using traditional ACDF, versus stand-alone ACDF versus TDR：a systematic review and quantitative analysis. *Spine* **44**：E1151-1158, 2019

11) Chang HK, Chang CC, Tu TH, et al：Can segmental mobility be increased by cervical arthroplasty? *Neurosurg Focus* **42**：E3, 2017

12) Chen F, Yang J, Ni B, et al：Clinical and radiological follow-up of single-level Prestige LP cervical disc replacement. *Arch Orthop Trauma Surg* **133**：473-480, 2013

13) Guérin P, Obeid I, Gille O, et al：Sagittal alignment after single cervical disc arthroplasty. *J Spinal Disord Tech* **25**：10-16, 2012

14) Park SB, Jahng TA, Chung CK：Remodeling of adjacent spinal alignments following cervical arthroplasty and anterior discectomy and fusion. *Eur Spine J* **21**：322-327, 2012

15) Schwab JS, Diangelo DJ, Foley KT：Motion compensation associated with single-level cervical fusion：where does the lost motion go? *Spine* **31**：2439-2448, 2006

16) Chang N, Mobbs R, Hui N, Lin H：Comparison of *in vivo* kinematic and radiological parameters of three cervical disc prostheses. *J Craniovertebr Junction Spine* **13**：55-61, 2022

17) Ma Y, Xiong Y, Wang T, et al：Kinematic status of Bryan and Mobi-C artificial cervical discs post cervical hybrid surgery：a retrospective study. *J Orthop Surg Res* **19**：857, 2024

18) 金村徳相, 佐竹宏太郎, 伊藤研悠, 他：頚椎人工椎間板の適応と短期成績—Mobi-C. 脊椎脊髄 **32**：919-928, 2019

19) Lee SE, Chung CK, Jahng TA：Early development and progression of heterotopic ossification in cervical total disc replacement. *J Neurosurg Spine* **16**：31-36, 2012

20) Yi S, Oh J, Choi G, et al：The fate of heterotopic ossification associated with cervical artificial disc replacement. *Spine* **39**：2078-2083, 2014

21) Datta JC, Janssen ME, Beckham R, et al：Sagittal split fractures in multilevel cervical arthroplasty using a keeled prosthesis. *J Spinal Disord Tech* **20**：89-92, 2007

22) Viezens L, Schaefer C, Beyerlein J, et al：An incomplete paraplegia following the dislocation of an artificial cervical total disc replacement. *J Neurosurg Spine* **18**：255-259, 2013

23) Kieser DC, Cawley DT, Fujishiro T, et al：Anterior bone loss in cervical disc arthroplasty. *Asian Spine J* **13**：13-21, 2019

24) Kieser DC, Cawley DT, Fujishiro T, et al：Risk factors for anterior bone loss in cervical disc arthroplasty. *J Neurosurg Spine* **29**：123-129, 2018

25) Brophy CM, Hoh DJ：Compressive cervical pannus formation in a patient after 2-level disc arthroplasty：a rare complication treated with posterior instrumented fusion. *J Neurosurg Spine* **29**：130-134, 2018

26) Mehren C, Wuertz-Kozak K, Sauer D, et al：Implant design and the anchoring mechanism influence the incidence of heterotopic ossification in cervical total disc replacement at 2-year follow-up. *Spine* **44**：1471-1480, 2019

27) Häckel S, Gaff J, Pabbruwe M, et al：Heterotopic ossification, osteolysis and implant failure following cervical total disc replacement with the M6-C™ artificial disc. *Eur Spine J* **33**：1292-1299, 2024

28) Wahbeh JM, Park SH, Campbell P, et al：The lexicon for periprosthetic bone loss versus osteolysis after cervical disc arthroplasty：a systematic review. *Eur Spine J* **31**：830-842, 2022

29) Yao M, Wu T, Liu H, et al：More anterior bone loss in middle vertebra after contiguous two-segment cervical disc arthro-

plasty. *J Orthop Surg Res* **19**：234, 2024

30) Yuan W, Zhang H, Zhou X, et al：The influence of artificial cervical disc prosthesis height on the cervical biomechanics：a finite element study. *World Neurosurg* **113**：e490-498, 2018

31) Lin CY, Kang H, Rouleau JP, et al：Stress analysis of the interface between cervical vertebrae end plates and the Bryan, Prestige LP, and ProDisc-C cervical disc prostheses：an in vivo image-based finite element study. *Spine* **34**：1554-1560, 2009

32) Kuo CH, Kuo YH, Wu JC, et al：Anterior bone loss in cervical disc arthroplasty correlates with increased cervical lordosis. *World Neurosurg* **163**：e310-316, 2022

33) Yang CC, Chen TY, Chen WH, et al：Anterior bone loss after cervical Baguera C disc versus Bryan disc arthroplasty. *Biomed Res Int* **2023**：8010223, 2023

34) Wang X, Meng Y, Liu H, et al：Is anterior bone loss the opposite of anterior heterotopic ossification in Prestige-LP cervical disc replacement? *World Neurosurg* **136**：e407-418, 2020

教育総説 Review-Essentials

MR neurography

Liew Xiao Ching[*1]　渡邉 啓太[*1]　山村 健太郎[*2]
赤澤 健太郎[*1]　早川 克己[*1]　山田 惠[*1]

Xiao Ching Liew, M.D.[*1], Keita Watanabe, M.D., Ph.D.[*1],
Kentaro Yamamura, B.S.[*2], Kentaro Akazawa, M.D., Ph.D.[*1],
Katsumi Hayakawa, M.D., Ph.D.[*1], Kei Yamada, M.D., Ph.D.[*1]

Key words:
MR neurography
peripheral nerve
brachial plexus

Abstract

　近年，3テスラMRIの普及と脂肪抑制技術・高分解能3Dシークエンス・parallel imaging・compressed sensingなどの撮像技術の進歩により，末梢神経および周囲組織の解剖学的情報がより詳細に得られるようになっている．末梢神経の描出には，脂肪抑制を併用したT2強調画像や拡散強調画像を用いたMR neurographyが有用で，末梢神経障害に伴う特徴的所見を明瞭に可視化できるようになった．一方で，従来のT1強調画像やT2強調画像も腫瘍および周辺組織の評価において依然として有用である．本稿では，MRI撮像方法に焦点を当てて解説し，最後にMR neurographyを用いた臨床での画像診断について述べる．

はじめに

　末梢神経障害の診断は，自覚症状と他覚的所見に基づいて行われてきた．代表的かつ有用な他覚的評価方法として，電気刺激により神経の反応を誘発する神経伝導速度測定があるが，検査中の痛みや患者の体温など多様な要因による影響，さらには検査者の技能への依存性などの問題がある．

　これに対して，より客観的な評価法としてMRIが注目されている．また，治療計画や手術時の局在診断には，解剖学的構造や形態の詳細な把握が必要であり，MRIには神経，周囲組織，および関連する解剖学的構造を直接的に視覚化できるという利点がある[1]．

1．末梢神経の画像評価

　末梢神経イメージングには，神経口径が小さいため高い空間分解能が必要なこと，血管や骨などとの近接による磁化率アーチファクトへの対策が求められることなど，いくつかの課題がある．しかし，3次元撮像技術の発展や撮像スピードの高速化，脂肪抑制技術の向上，3テスラMRIの普及などにより，これまでの制約は徐々に緩和されつつある．特に後述するMR neurographyでは，神経叢や手根管における正中神経など末梢神経をより明瞭に描出できるようになってきている．

2．MRI装置とコイル

1 磁場強度について

　末梢神経イメージングには，十分な磁場強度を備えたMRI装置が望ましい．3テスラMRIは高速スキャンが可能で，信号対雑音比（signal-to-noise ratio：SNR）の高い3次元シークエンスを得られる利点がある．しかし，磁化率アーチファクトが1.5テスラMRIより強いため，末梢神経近傍に金属インプラントがある場合などは，磁化率アーチファクトの影響が相対的に少ない1.5テスラMRIでの撮像のほうが良好な画像を得られることがある[2]．

2 コイルについて

　コイルの選択は，末梢神経をカバーする広い撮像範囲と高いSNRを得るうえで非常に重要である．たとえば腕

[*1] 京都府立医科大学放射線診断治療学／Department of Radiology, Kyoto Prefectural University of Medicine
連絡先：〒602-8566 京都市上京区河原町通広小路上る梶井町465　京都府立医科大学放射線診断治療学　渡邉啓太〔Address reprint requests to：Keita Watanabe, M.D., Ph.D., Department of Radiology, Kyoto Prefectural University of Medicine, 465 Kajii-cho, Kawaramachidori, Hirokoji-agaru, Kamigyo-ku, Kyoto-shi, Kyoto 602-8566 Japan〕
[*2] 京都府立医科大学附属病院医療技術部放射線技術課／Department of Radiological Technology, Universal Hospital Kyoto Prefectural University of Medicine

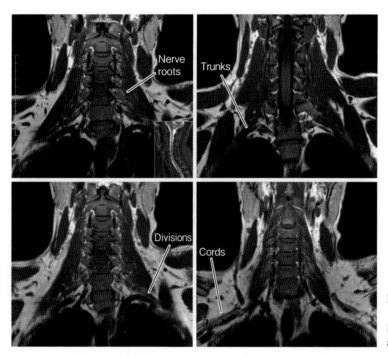

Fig. 1　T1強調画像　冠状断像
（40代，男性．健常ボランティア）
腕神経叢を構成する神経が部位別（roots, trunks, divisions and cords）に良好に描出されている．

神経叢の撮像には，前方ボディコイルとスパインコイルを組み合わせる方法が報告されている[3]．Abelら[4]は，3テスラMRIで柔軟性に優れた高インピーダンス素子（high impedance：HI）を用いた23チャンネルフレキシブルコイルを頸部および脊柱外領域に適用し，SNRの改善を示唆している．一方で，近年の機器では，頸部用や体幹部用のコイルでも十分な画質が得られるようになっており，本稿で提示する当院で撮像した神経叢の画像も頸部および体幹部用コイルで撮像している．

3．従来のMRI撮像のTIPS

末梢神経疾患が疑われる患者に対してMRI検査を行う際は，障害された末梢神経そのものの評価に加え，腫瘍などの占拠性病変や筋骨格系の異常の有無を確認する必要がある．そのため，従来型のT1強調画像やT2強調画像は依然として重要な役割を担う．

従来型のスピンエコーでは，1スライスあたり1エコーしか収集できないため撮像時間が長いという欠点があったが，この20年間でfast spin echoやturbo spin echoが一般化し，撮像時間は大幅に短縮された．

4．T1強調画像

炎症や腫瘍の評価では軽視されがちなT1強調画像だが，筋肉や周囲脂肪とのコントラストが良好で，解剖学的情報を把握しやすい利点がある．当院でも腕神経叢の評価時には従来型のT1強調画像を使用している（**Fig. 1**）．

また，造影検査を行う際には，脂肪抑制により神経周囲の脂肪シグナルを抑制することで，末梢神経の造影効果をより鮮明に捉えられる．脂肪抑制の手法は，抑制の均一性を確保するために，後述するspectral adiabatic inversion recovery（SPAIR）やDIXON法など，撮像範囲や磁場の特性に適した手法を選択することが望ましい．

5．T2強調画像

末梢神経は筋肉に比べT2緩和時間が長く，周囲組織には脂肪が多いため，末梢神経そのものを評価する場合には，T2強調画像に脂肪抑制を併用することで神経と背景組織のコントラストを高めることができる．これによって神経の異常シグナルを捉えやすくなる．また，T2強調画像ではパラメータの1つであるエコー時間を上げることで筋肉とのコントラストが強調され，神経がより明瞭に描出される．一方で，腫瘍性病変や周囲組織の評価には，脂肪抑制を用いないT2強調画像が有用となる場合がある．脂肪抑制を行わない場合，まず腫瘍自体の信号を評価しやすいという利点がある．また，相対的に高いSNRを得られることが多く，筋組織など腫瘍が隣接する組織との境界が明瞭となり，腫瘍の広がりや浸潤をより正確に把握しやすくなる場合がある．

6．脂肪抑制

脂肪抑制法として，short tau inversion recovery（STIR）やSPAIRがよく用いられる．STIRは脂肪のT1

が短い点を利用して脂肪シグナルを無信号化するため，腕神経叢や腰仙骨神経叢など広範囲を撮像する場合でも比較的均一な脂肪抑制が得られるが，SNR が低下しやすい．一方，SPAIR は SNR に優れる反面，広い撮像範囲では脂肪抑制が不均一になりやすい．

近年は DIXON 法を用いた脂肪抑制も普及しており，当院では腕神経叢の撮像時，T1 強調画像では DIXON 法を採用している．DIXON 法では水と脂肪のケミカルシフト差を利用して in-phase/out-of-phase 画像を取得し，水成分と脂肪成分を分離するため，SNR が高く，比較的均一な脂肪抑制を得られやすい[1,2,5]．一方で，脂肪抑制あり/なし両方の画像を同時に取得するため撮像時間が長くなり，体動アーチファクトのリスクが高まる．加えて，B0 の不均一が大きい領域では水脂肪分離が誤りやすく，水と脂肪の信号が誤って登録され，脂肪の信号が水画像に割り当てられるなどの "swap artifact" が生じる場合があるため注意が必要である．

7．MR neurography について

MR neurography は，末梢神経を明瞭に描出するための撮像技術であり，現在は脂肪抑制を併用した高分解能 T2 強調画像と diffusion weighted imaging (DWI) の 2 種類が広く用いられている．これらは，神経を強調するアプローチがまったく異なる点が興味深い．脂肪抑制併用高分解能 T2 強調画像では，血管・筋肉・脂肪・リンパ節など神経以外のシグナルを抑制し，神経を強調して画像化する．一方，DWI では神経線維に沿った水分子拡散を利用し，神経そのものを選択的に描出している．また，前者を「morphological MR neurography」，後者を「functional MR neurography」と分類することがある．

8．脂肪抑制併用高分解能 T2 強調画像

MRI 機器やコイルの進歩に加え，並列イメージングや compressed sensing などにより撮像時間が短縮され，画質も向上したことで，高分解能 T2 強調画像の臨床応用が広がっている．当院では Philips 社のアプリケーションである 3D NerveVIEW を使用している．スライス厚で 0.8 mm，voxel size は 0.6×0.6×0.8 mm と空間分解能が非常に高く，任意の断面を再構成でき，複雑な神経の走行把握に有用である．また，STIR または SPAIR による脂肪抑制に加え，improved motion-sensitized driven-equilibrium (iMSDE) により血管や筋肉のシグナルを抑制し，神経が明瞭化されている（**Fig. 2**）．さらに，各パルスの磁化の倒れる角度を変化させる variable refocusing flip angle (VRFA) が神経描出に適した形で調整され

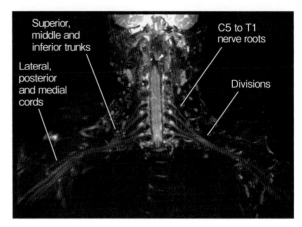

Fig. 2 3D NerveVIEW 最大値投影画像（MIP 像）
（40 代．男性．健常ボランティア）
STIR による脂肪抑制を併用して撮像を行った．
C5〜T1 の nerve roots, three trunks, divisions, three cords が良好に描出されている．

ており，画像のぼやけ（blurring）が抑制されるという特徴がある．

この 3D 撮像はオプションソフトウェアであり，利用できない場合でも，スライス厚 2.5 mm 程度の 2D thin-slice STIR などを用いることで腕神経叢を良好に評価できるようになってきている．

9．拡散強調画像

DWI は水分子の動きを画像化する技術である．急性期脳梗塞や腫瘍の評価に用いられる通常の DWI では，左右・前後・頭尾の 3 軸すべてに motion probing gradient (MPG) を印加し，統合した拡散強調画像を得る．一方，冠状断像にて腕神経叢を鮮明に描出するためには，前後方向のみに MPG を印加する方法がしばしば用いられる．これは，神経線維が上下および左右方向に走行しているため，前後方向への水分子拡散が制限されやすいという性質を利用している．すなわち，神経に直交する方向（前後方向）だけ強調することで，神経と周囲組織のコントラストが向上する．

近年は，高い空間分解能を得ることができる 3D DWI-reversed fast imaging with steady state free precession (PSIF) が使用されることもある（**Fig. 3**）．これはバランス型グラディエントエコーの定常状態遷移シークエンスで，スピンエコー的要素を含むため磁場不均一の影響が小さくなる．また，多断面再構成（multi planar reconstruction：MPR）や最大強度投影（maximum intensity projection：MIP）によって神経走行を可視化できる．

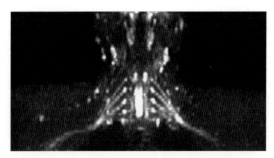

Fig. 3 3D DWI-PSIF 最大値投影画像（MIP像）
（40代，男性．健常ボランティア）
DWIを用い，腕神経叢へ向かうC5-T1の神経根を描出している．スライス厚は0.9 mmで撮像している．

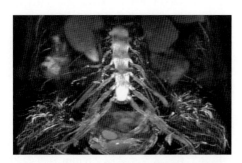

Fig. 5 3D NerveVIEW 最大値投影画像（MIP像）
（70代，女性．慢性炎症性脱髄性多発神経炎）
腰仙椎レベルにおいて，神経根が左右対称性かつびまん性に腫大している．NerveVIEWでは，腫大した神経の全体像を容易に把握することが可能である．

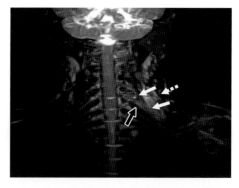

Fig. 4 NerveVIEW 最大値投影画像（MIP像）
（20代，男性．神経損傷）
バイク事故により左上肢の運動障害が生じた．斜角筋に沿って血腫が形成されている（破線白矢印）．C5神経は血腫により偏位し，蛇行と径の軽微な不整を認める（白矢印）．また，C6神経は腫大と信号上昇がみられる（黒矢印）．外傷による神経損傷が考えられた．3テスラMRIにて撮像したNerveVIEWでは，神経の蛇行やわずかな信号変化を捉えることが可能である．

10．拡散テンソル画像

拡散テンソル画像は拡散強調画像の応用手法であり，水分子の拡散を6方向以上から評価することにより，その拡散の方向性を捉える技術である．末梢神経において，水分子は髄鞘に沿って動きやすい状態となっており，この拡散の異方性（方向性）を利用して神経線維の走行を予測し，可視化することができる．この技術は拡散トラクトグラフィと呼ばれ，神経の走行を3次元的に再構成することができる．また，拡散テンソル画像の強みとして，fractional anisotropy（FA），axial diffusivity（AD），radial diffusivity（RD）など定量値を得られることが挙げられる．FA値は，水分子の拡散がどの程度方向性をもっているかを示す指標で，0〜1の間で数値化される．値が高いほど，水分子の拡散が一方向に強く制限されていることを意味し，神経線維の整合性や情報伝達能が保たれていることを示唆する[6]．AD値は神経長軸方向の水分子拡散を示唆し，軸索伝導機能を反映すると考えられている[7]．RD値は神経の短軸方向の水分子拡散度合いで，髄鞘の健全性の指標とされ，髄鞘障害があると上昇し，再髄鞘化が進むと減少することが報告されている[8]．ただし，現状では研究用途にかぎられており，臨床におけるこれらの値の活用は今後の課題である．

11．臨床における末梢神経の画像診断

末梢神経は炎症や外傷など，多様な要因により障害を受ける．この結果，局所的な脱髄，静脈うっ滞，神経支持組織の増殖，浮腫などが生じ，画像所見に反映される．たとえば，神経走行の途絶や屈曲（蛇行），神経の肥厚または腫大，径の不整，T2強調画像での高信号などが重要な指標となる．

従来の撮像では，手根管症候群/正中神経など短軸方向で評価しやすい神経において扁平化や腫大を捉え，その支配領域の筋肉に脱神経性変化があれば補助所見としていた．近年のMR neurographyでは，腕神経叢など複雑な神経走行を全体的に把握すると同時に，末梢神経の微細な信号変化も評価できるようになっている（**Fig. 4, 5**）．

また，造影検査で末梢神経に増強効果が認められる場合は，血液-神経関門の破綻を示唆する所見となるが，腫瘍性病変や炎症，感染，外傷など，さまざまな病態で生じ得るため，この増強効果のみで病因を鑑別するのは難しい．さらに，神経根では生理的に増強がみられることがあるため，画像診断においては病変の形態・分布・信号特性などを総合的に評価する必要がある．

おわりに

MRI技術の飛躍的な進歩により，これまで評価が難しかった末梢神経を良好に描出できるようになってきた．

たとえば，梨状筋症候群における坐骨神経障害など，従来は直接的な画像評価が困難だった病態も新たに画像診断の対象となりつつある．

今後，deep learning などの人工知能を用いた画質向上技術との組み合わせによって，さらに詳細な描出が期待される．MR neurography の臨床的有用性はまだ十分には解明されていないが，診断に留まらず，末梢神経疾患の病態解明や病態分類，治療戦略の決定にも役立つことが期待される．

利益相反開示
本論文に関して，開示すべき COI はありません．

文 献
1) Gasparotti R, Leali M：Magnetic Resonance Imaging of the Peripheral Nerve. Barkhof F, Jäger RH, Thurnher MM, et al (eds)：Clinical Neuroradiology：The ESNR Textbook. Cham, Springer, 2018, pp 1-37
2) Martín-Noguerol T, Montesinos P, Hassankhani A, et al：Technical update on MR neurography. *Semin Musculoskelet Radiol* **26**：93-104, 2022
3) Chhabra A, Madhuranthakam AJ, Andreisek G：Magnetic resonance neurography：current perspectives and literature review. *Eur Radiol* **28**：698-707, 2018
4) Abel F, Tan ET, Lunenburg M, et al：Flexible array coil for cervical and extraspinal（FACE）MRI at 3.0 Tesla. *Phys Med Biol*, 2023, doi：10.1088/1361-6560/ad0217
5) Jung JY, Lin Y, Carrino JA：An updated review of magnetic resonance neurography for plexus imaging. *Korean J Radiol* **24**：1114-1130, 2023
6) Guggenberger R, Nanz D, Bussmann L, et al：Diffusion tensor imaging of the median nerve at 3.0 T using different MR scanners：agreement of FA and ADC measurements. *Eur J Radiol* **82**：e590-596, 2013
7) Wheeler-Kingshott CA, Cercignani M：About "axial" and "radial" diffusivities. *Magn Reson Med* **61**：1255-1260, 2009
8) Heckel A, Weiler M, Xia A, et al：Peripheral nerve diffusion tensor imaging：assessment of axon and myelin sheath integrity. *PLoS One* **10**：e0130833, 2015

標準治療と明日の医療を考える

誌上フォーラム（第31回）仙腸関節痛のベストトリートメント

Forum—Strategies & Indications

症例提供：伊藤圭介（東邦大学医療センター大橋病院脊椎脊髄センター），
黒澤大輔（JCHO仙台病院日本仙腸関節・腰痛センター）

コメンテーター：國保倫子（日本医科大学千葉北総病院脳神経センター），
島内寛也（群馬大学医学部附属病院脳神経外科），
千葉泰弘（北海道脳神経外科記念病院脳神経外科）

出題　症例1　伊藤圭介（東邦大学医療センター大橋病院脊椎脊髄センター）提供

50代，女性．
2年前，整体においてストレッチ施術を受けた際，施術途中より背部，胸腰部，仙腸関節周囲などに強い疼痛および神経痛が出現．施術後も背側から腰に激痛が続き，歩行時ふらつき，失禁もみられるようになった．症状が継続したため，近医整形外科，大学病院に通院加療を継続するが，症状が改善せずに当院を受診．両殿部痛のため座位不可，鼠径蹊部痛，歩行不安定あり．疼痛は左仙腸関節に強く，座位で悪化を自覚．
腰椎MRI，骨盤部MRIでは異常を認めなかった（**Fig. 1 a～c**）．3DCTでは腰仙部移行椎など，疼痛の原因となる所見は認めなかった（**Fig. 1 d**）．来院時所見は右広背筋の緊張が高く，one finger testおよびNewtonテスト変法陽性に加え，仙腸関節ブロックによりNRS 10から2と80％の疼痛軽快があり，仙腸関節障害と診断した．

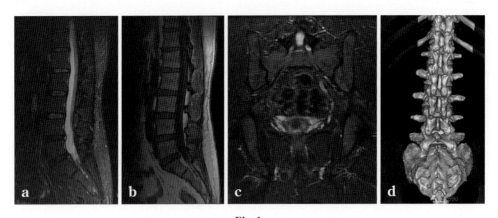

Fig. 1
a：MRI T2強調矢状断像，b：MRI T1強調矢状断像，c：MRI T2強調骨盤冠状断像，d：3DCT腰椎後面像．

| 出題 | 症例2　黒澤大輔（JCHO仙台病院日本仙腸関節・腰痛センター）提供 |

患者：28歳，女性．**職業**：理学療法士．
主訴：右上後腸骨棘（posterior superior iliac spine：PSIS）を中心とした腰殿部痛と右下腿外側部痛（**Fig. 2**）．
現病歴：小学生6年生の頃より腰痛で座位困難を感じていた．腰痛があったがバスケットボール部に所属してプレーを継続していた．高校に入ると右下腿のしびれが出現した．大学では椅子座位継続困難となり，卒業後，理学療法士として働き始めるも，腰痛のため仕事継続が困難であった．受診1年前には，仰臥位時の腰痛が出現した．大学病院ペインクリニックほか，多数の医療機関で治療が試みられたが改善せず，関西方面から当院へ紹介となった．仙腸関節スコアは6点〔one finger test で PSIS を指す（3点），椅子座位時疼痛増悪（1点），仙腸関節（SIJ）shear テスト陽性（1点），PSIS の圧痛（1点）〕であった．ほか，Gaenslen テスト，Thigh thrust テスト，Fabere テストはすべて右側で陽性であった．体幹前屈時よりも前屈から伸展への移行時に右腰痛が増悪する．画像検査では Castellvi 分類 Type 4 の移行椎を認める．MRI では神経の圧迫因子は明らかではない（**Fig. 3**）．MMT では右中殿筋は G レベルであった．右仙腸関節障害を疑い，右仙腸関節腔内ブロックを行った．ブロック効果の判定は pain relief scale で行った．ブロック前の痛みを10とした際に，ブロック15〜30分後に残存した痛みは2であったことから，70％以上の疼痛軽快と判断し，右仙腸関節障害と確定診断した．しかし，右下腿外側部痛が残存していたため，次に右 L5 神経根ブロックを行ったところ，同部位の疼痛は10から5となった．移行椎があり，横突起仙骨間部からの発痛も疑われたため，同部位にブロックし，PSIS 周囲の痛みは10から4に軽快した（**Fig. 4**）．このことから3カ所からの発痛が重複していたと考えられた．骨 SPECT/CT 検査を行うと，右横突起仙骨間，右仙腸関節に集積を認めた（**Fig. 5**）．
いずれのブロック効果も長続きはせず，歩行時には疼痛側で Trendelenburg 徴候を認めた．

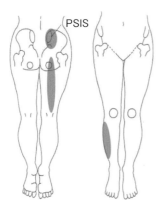

Fig. 2　疼痛領域
右上後腸骨棘（PSIS）を中心とした右腰殿部痛，大腿後面痛，下腿外側部痛を呈す．

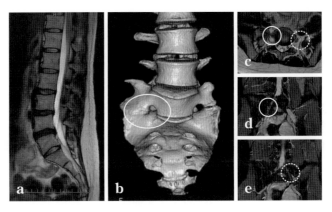

Fig. 3　画像所見
a：MRI では脊柱管内に明らかな圧迫因子なし．
b：CT 上，移行椎（Castellvi 分類 Type 4）で右横突起仙骨間は癒合し，神経根が通過する孔は狭くなっている．
c〜e：横突起仙骨間癒合部での神経根の走行．実線の円は右側の神経根を，点線の円は左側の神経根を示す．強い圧迫所見はないようにみえる．

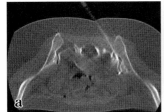 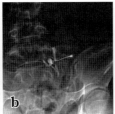 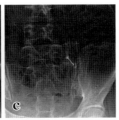 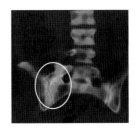

Fig. 4　各種ブロックとその効果
a：CT ガイド下右仙腸関節腔内ブロック（pain relief scale 10→2），b：右 L5 神経根ブロック（10→5），c：右横突起仙骨間ブロック（10→4）．

Fig. 5　骨 SPECT/CT
右横突起仙骨間から右仙腸関節にかけて集積（円で示す）を認め，メカニカルストレスによる同部位での骨代謝の亢進を示唆する．

症例 1

病態機序

國保　背部痛，腰殿部痛の患者です．腰椎 MRI では明らかな骨折や腰部脊柱管狭窄症は指摘されておらず，脊柱管内にも腫瘍性病変もありません．仙腸関節周囲の痛み，鼠径部痛，座位で痛みの増悪があり，仙腸関節ブロックが有効であったことから，仙腸関節障害を第一に疑いますが，似た症状を呈する梨状筋症候群，中殿皮神経障害の併発も疑います．

島内　2 年前の整体を契機に急性発症した仙腸関節障害が，慢性疼痛へ進展したものと考えます．座位で悪化する左仙腸関節部痛や鼠径部痛といった自覚症状，one finger test・Newton テスト変法陽性といった理学所見から，仙腸関節障害が疑われるものと考えられます．また，脊髄病変などを画像・神経所見から否定できるのであれば，仙腸関節障害に伴った関節反射障害などの機序から，歩行時のふらつきを呈しているものと考えました．これらの症状が仙腸関節ブロックで改善が得られれば，仙腸関節障害に伴った一連の症状と判断できるものと考えます．

千葉　診察結果から左仙腸関節障害の慢性病態と考えます．本症例の疼痛機序で重要な点は施術中の強い疼痛であり，外傷機転による発症であることです．背部，胸腰部，仙腸関節周囲部で出現し，施術後も背側から腰部の激痛が持続，歩行時のふらつきや失禁もあったことから，胸椎病変も鑑別に挙がります．どのような施術で疼痛が出現したのか，発症時でいちばん強かった疼痛部位はどこか，これまでに胸椎精査はなされていたのかの確認は必要です．たとえば，急性期は胸椎骨折＋軽度の硬膜外血腫で，慢性期に仙腸関節障害という可能性も考えられます．仮に胸椎骨折後の所見があれば，若年性骨粗鬆症の精査も必要となります．右広背筋の緊張亢進については，左仙腸関節障害によって代償性に完成してきた可能性を考えますが，筋筋膜性疼痛関連（上殿皮神経障害や脊柱起立筋の腸骨付着部痛も含む）や胸椎病変の影響も考えられます．

自然予後予測

國保　仙腸関節ブロック後，痛みが再燃せず，良好な経過を期待できますが，痛みが再燃する可能性や，前述した他疾患による痛みを訴える可能性もあり，経過を慎重に判断します．

島内　複数の医療機関での加療歴があり，一般的な内服加療などはなされているものと推察します．それにもかかわらず，慢性疼痛が続いているため，一般的な内服加療や自然回復に対する期待は少なく，仙腸関節障害に対するなんらかの治療介入が必要と考えられます．

千葉　保存治療にもかかわらず，2 年にわたる期間で歩行不安定や座位での悪化などが進行して日常生活に支障をきたしています．さらなる ADL 低下の進行が容易に予想されます．

治　療

國保　患者の希望に応じて治療を行います．投薬治療においては，下行疼痛抑制系賦活目的にワクシニアウイルス接種家兎炎症皮膚抽出液含有製剤を内服開始します．ベッドサイドで可能な梨状筋ブロックや梨状筋ストレッチを指導し，中殿皮神経ブロックの効果を確認します．鼠径部痛や下肢痛が残存する場合，透視下での仙腸関節ブロックを再度施行します．複数のブロックを行い，それぞれの痛みを評価していきます．

島内　仙腸関節ブロックが奏効しており，ブロックの効果持続時間を評価しながら，ブロック治療による段階的な改善が得られるのかを確認する必要があると考えます．また，AKA-博田法などの徒手療法を取り入れることも有効と考えられます．広背筋の筋緊張も高いことから，仙腸関節への負担軽減を図るため，日頃からのストレッチや生活習慣指導も有効と考えました．これらの効果が不十分であるのであれば，高周波熱凝固術を取り入れることで，低侵襲治療にて除痛効果時間を延長させることも可能と考えます．

千葉　仙腸関節ブロックで80%の疼痛軽快があることから，まずは1～2週間ごとの外来通院によるブロック治療で経過をみます．仙腸関節ベルトの装着も併用し，ストレッチ指導も行います．比較的短期間での効果を期待したい場合は，2週間の入院による理学療法と週2, 3回のブロック治療を行います．上殿皮神経障害の併存があれば，エコーガイド下での生理食塩水注入による筋膜下・神経リリースを検討します．

予後考察

國保　痛みの原因について患者に説明し，自身の病態を理解できるようサポートします．ブロック治療が有効であっても効果が一時的であった場合，仙腸関節障害に対しては高周波熱凝固療法を検討します．中殿皮神経障害による殿部痛が強い場合は神経剥離術を提案します．

島内　上記の低侵襲治療や理学療法，生活指導により，疼痛改善が得られる可能性があると考えられます．しかしながら，ブロック治療や高周波熱凝固術後，座位が不可能などの強い症状がすぐに再燃する場合には，仙腸関節固定術についての検討を要する可能性もあります．ただし，侵襲度や歩行機能への影響も鑑みると，その適応には慎重な判断が必要と考えます．

千葉　長い経過となった仙腸関節障害は難治性となることが多いです．外来通院での疼痛コントロールがbestですが，希望によっては高周波熱凝固療法やパルス高周波法など，さらに踏み込んだ治療を検討します．

症例2

病態機序

國保　腰殿部，下肢痛の患者です．腰椎MRIでは明らかな骨折や腰部脊柱管狭窄症は指摘されておらず，脊柱管内にも腫瘍性病変はありません．仙腸関節ブロックにより痛みが改善していることから仙腸関節障害による痛みを第一に疑います．また，腰痛は前屈から伸展への移行時に右腰痛が増悪することから，右上殿皮神経の圧痛を確認します．仙腸関節周囲の痛み，座位で痛みの増悪があるため，梨状筋症候群，中殿皮神経障害の有無も精査します．中殿筋筋力Gレベルであり，念のため中殿筋圧痛の有無を確認します．L5神経根ブロック後も右下腿外側のしびれが残存しており，総腓骨神経障害の可能性を考慮して腓骨頭周囲のTinel様徴候の有無を確認します．

島内　小児期から座位時の腰痛を自覚しており，罹病期間が10年を超える難治性腰痛と考えられます．各種の理学的所見やブロックの効果が得られており，仙腸関節障害と診断されます．中でも，骨代謝亢進所見などからは重症例と考えられ，関節腔内ブロックの効果があることから，重度の関節炎をきたしているものと判断しました．また，移行椎の合併によって，右横突起仙骨間部での発痛も認めますが，右側は骨性に癒合をきたしており，偽関節による動的な痛みの要素や右L5神経根圧迫要素については，CT，MRIの所見からは判然としませんでした．しかしながら，Castellvi分類Type 2にみられるような伸展時痛や骨SPECTでの右横突起仙骨間部の集積所見から，同部のメカニカルストレスが動作によって悪化することで発痛源の1つとなっていると考えました．仙腸関節の不適合が同部への負担・痛みを助長している可能性があると考えました．右下腿外側部痛については，右L5神経根ブロックの効果があるため，同神経根に対する圧迫要素について，動的要素も含めたさらなる検討が必要と考えます．また，Trendelenburg徴候を認めるため，股関節障害の合併の有無について評価が必要と判断します．

千葉　かなり長い経過で進行してきた症例です．疼痛領域から，まずは右側のL5/S1椎間病変の関与を疑い，L5とS1

神経障害の評価を考えます．しかし，腰殿部痛が主体であり，非典型的な印象です．さらに，移行椎で右横突起仙骨間の癒合を認め，椎間は安定しており，神経圧迫所見もはっきりしません．丁寧な治療経過の記載があり，各種ブロックの効果や骨SPECT/CT所見でも有意な所見が確認されています．形態学的に右仙腸関節へ負荷がかかりやすい環境にあると考えます．

自然予後予測

國保 仙腸関節ブロック後も痛みが再燃しているようです．仙腸関節障害による痛みのほか，前述した他疾患による症状の可能性も考慮する必要があります．

島内 靭帯要素だけでなく，関節腔内の炎症をきたしているものと考えられ，仙腸関節障害の中でも重症例と判断します．すでに複数の医療機関を受診しており，自然経過での改善は難しく，疾患特異的な治療介入を手術も含めて検討する必要があると考えました．

千葉 緩徐進行性で，座位や仰臥位での腰痛も出ており，日常生活にかなり支障をきたしています．ブロック効果も短期的です．今後もさらなる病態の進行が予想されます．

治　療

國保 患者の希望に応じて治療を行います．下行疼痛抑制系賦活目的にワクシニアウイルス接種家兎炎症皮膚抽出液含有製剤内服を開始します．ベッドサイドで可能な梨状筋ブロックやストレッチを指導し，上・中殿皮神経ブロックや中殿筋ブロックの効果を確認します．痛みの軽減効果が乏しい場合は透視下での仙腸関節ブロックを再度行います．複数のブロックを行いそれぞれの痛みを評価していきます．

島内 移行椎を伴う sacroiliac-spine syndrome と考えられますが，小児期から座位困難を自覚しており，仙腸関節障害が先行し，隣接する横突起仙骨間部までメカニカルストレスが及んだ可能性を考えます．そのため，まずは，仙腸関節障害に対する治療を先行するのがよいかと考えました．これまでに徒手療法や高周波熱凝固術などの疾患特異的な治療がなされていないのであれば，まずはそのような低侵襲治療を検討すべきかと思われます．しかしながら，病態は重度であり，最終的には仙腸関節固定術が必要になる可能性があると考えました．

千葉 症例1同様，まずは理学療法やブロック治療を優先させ，経過によっては高周波熱凝固療法やパルス高周波法，仙腸関節固定術などを検討します．ただし，年齢も若く，できるだけ固定術は避けたいです．

予後考察

國保 痛みの原因について患者に説明し，自身の病態を理解できるようサポートします．ブロック治療が有効であっても効果が一時的であった場合，仙腸関節障害に対しては高周波熱凝固療法を検討します．殿皮神経障害による殿部痛が強い場合は神経剝離術を，中殿筋障害による痛みの要素が強い場合は中殿筋減圧術を提案します．

島内 治療によって仙腸関節障害が改善されることにより，歩容の改善が得られ，右横突起仙骨間部のストレスも軽減し，腰痛の軽減が得られることを期待したいと考えます．ただし，若年女性でもあり，固定術に際しては出産時の注意点などについて十分な説明が必要かと思われます．

千葉 症例1同様，難治性の経過が予想されます．可能なかぎり，外来通院での疼痛コントロールで粘りたいです．希望によっては高周波熱凝固療法やパルス高周波法などを検討します．

症例1 実際の処置と経過

　仙腸関節障害（SIJD）の発症には，転落による殿部への直接外傷，自動車事故など予期せぬ外力など，いくつかの受傷機序が関係している．本症例はリラックスした状態で整体を受け徒手的な外力により関節の不適合および周囲靱帯・関節包の損傷が生じたことでSIJDをきたした可能性がある．歩行時ふらつき，失禁は重症SIJDの場合，脊柱起立筋の緊張により外在筋群と内在筋群のバランスが悪化し，体幹筋，特に骨盤底筋群の働きも低下し，排尿機能障害をきたしたと考えられる．

　治療としては，難治例に対しては病態に沿った治療の工夫が求められる．筆者は難治例に対し高周波熱凝固法（radio frequency neurotomy：RFN）を施行している[1]．SIJDの症候と理学所見から慢性化の病態分類を新ら[2]が報告している（**Fig. 6**）．Grade Ⅰは仙腸関節に微小な不適合が生じることによって関節周囲の組織である後方靱帯に過緊張が発生し疼痛が生じている病態，Grade Ⅱは仙腸関節周囲の靱帯（付着部）炎を合併するもの，Grade Ⅲは関節腔内の炎症を合併している状態としている．Grade ⅠからⅡ，さらにGrade Ⅲへと悪化するとしている．病期により適した治療も考えられ，Grade Ⅰでは関節不適合を改善すべく徒手療法，ブロック療法が効果的であると考えられ，Grade Ⅱでは靱帯部の炎症が主体となっているためブロック療法に加え，新生血管，神経を遮断できるRFNが効果的であると考えられる．Grade Ⅲでは関節内の炎症が主体であるためRFNが有効であり，関節腔内RFNも有効である．靱帯，関節内と広範囲に炎症が存在するため，繰り返しのRFNが必要になる．本症例の場合，発症から2年が経過しており，後方靱帯ブロックに加え，関節腔内ブロックも効果的であったためGrade ⅡおよびGrade Ⅲであった．RFNの施行により疼痛は半減し，ADLは改善傾向を認めたが，疼痛再発を繰り返し現在までに仙腸関節ブロック合計50回およびRFN合計10回を実施した．経過中SIJDおよびその二次障害に起因する脊柱起立筋の緊張悪化による背部痛または腰椎の変性が進行し，L3/4レベルに椎間関節囊腫の発生を認めた時期もあった（**Fig. 7**）．補助療法として近医における理学療法士によるリハビリテーション治療などを継続している．来院時VAS 80〜90，悪化時100であったが，現在波はあるが20〜30と軽減はしてきている．疼痛が強くADLが極端に制限される場合は仙腸関節固定術を検討する必要があるが，仙腸関節は人類が直立二足歩行を獲得するために進化させてきた関節であり，今後は可能なかぎり関節の機能を温存した治療を模索すべきと考える．

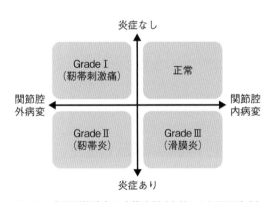

Fig. 6 仙腸関節障害の病態分類（文献2より引用改変）

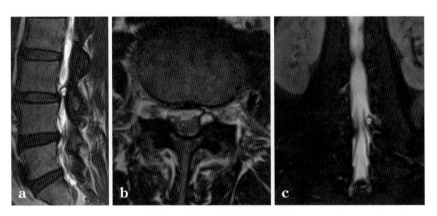

Fig. 7 L3/4レベル椎間関節囊腫
a：MRI T2強調矢状断像，b：MRI T2強調骨盤冠状断像，c：MRI CISS画像．

症例2 実際の処置と経過

　ブロック効果からは仙腸関節腔内からの発痛がメインと考えられ，仙腸関節固定術が考慮された．ほかに移行椎部によるL5神経根症の可能性があり，それに伴う中殿筋の筋力低下とTrendelenburg歩行による右仙腸関節へのバイオメカニクス的な負荷の増大が想定された．若年女性であり，今後の妊娠・出産を考慮し，仙腸関節固定術の前に移行椎部での神経根の除圧を行うことにした．その後，仙腸関節部痛が残存し，歩行障害が改善されなければ仙腸関節固定術を行う方針とした．

　右横突起仙骨間部の内側を骨切除しL5神経根を同定した．神経根の外側は瘢痕組織によって引き攣れており，なんらかの影響が神経根に生じていた可能性が示唆された（**Fig. 8**）．術後次第に中殿筋の筋力は回復し，歩行が安定した．右仙腸関節部痛も軽快し，術後6週間で退院となり，現在仕事に復帰している．術後1年半後も症状は再燃せず良好な経過である．

　仙腸関節障害の診断には後方靭帯ブロックが有効であるが，移行椎があると，横突起仙骨間部も発痛源になっていることがあり，後方靭帯ブロックのうち，特に頭側の区画0, 1のブロック効果と混同してしまうことがある．歩行時の荷重障害を有す重症例では仙腸関節後方靭帯に加え関節腔内ないし底面の関節包付近も発痛源になっている可能性があり，関節腔内ブロックを行うことで，移行椎に伴う横突起仙骨間部からの発痛と鑑別することができる．そのうえで，本来であればメインの発痛源に対してまずは治療を試みるが，残念ながら今のところ仙腸関節機能を改善させる手術はなく，関節固定術を選択せざるを得ない．神経根除圧のための横突起仙骨間の部分骨切除と神経根の除圧であれば，機能に与える影響は少ない．それらを勘案し，今回の症例では神経根の除圧を優先して治療を行った結果，社会復帰にいたった．若年女性であっても，たとえばL5-S椎間板症と仙腸関節障害を合併した例では，はじめにL5-S固定術を行った後，やはり最終的に仙腸関節固定術を要した例もあり，症例によって経過は異なると考えられる．

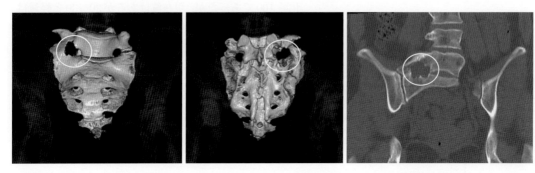

Fig. 8　右横突起仙骨間部内側の骨切除と神経根の除圧（除圧部を円で示す）
横突起仙骨間癒合部の内側を中心に骨切除し，神経根を除圧した．神経根の外側部には周囲軟部組織との癒着と引き攣れを認めた．病態は骨性の圧迫ではなかった．

文　献
1) 伊藤圭介：仙腸関節障害に対する高周波熱凝固法．MB Orthop　**37**：35-40, 2024
2) 新　丈司, 古賀公明, 黒澤大輔, 他：仙腸関節障害の病態分類と各々の臨床的特徴．整形外科　**72**：743-746, 2021

まとめ

國保

症例 1：仙腸関節障害の多彩な病態を呈した症例と考えます．私は，仙腸関節障害により排尿障害をきたした症例の治療経験がなく，本症例の経過を知ることができて勉強になりました．病期に応じて仙腸関節ブロックと高周波熱凝固療法を用いて粘り強く治療を継続する重要性を知ることができました．ご提示ありがとうございました．

症例 2：仙腸関節障害に移行椎による L5 神経根症症状をきたした症例ということでした．私は仙腸関節周囲の絞扼性末梢神経障害や中殿筋障害などの有無を検索しました．画像所見から除圧術を決断するにいたらず，注意深く画像を確認し，症状の原因となり得る病態を同定する必要性を感じました．
症状ごとに病態を丁寧に診断して，最終的によい結果を得られており，患者さんの人生を考慮して治療方針を選択していることが，今後の参考になり大変勉強になりました．ご提示ありがとうございました．

島内

症例 1：本症例について，仙腸関節障害の病態分類に応じて，低侵襲治療から除痛を図り，リハビリテーションなどの補助療法を組み合わせるという出題者の方針と同様の考えです．特に高周波熱凝固療法については，機器の購入は必要であるものの，ブロックの手技があれば取り入れやすい治療方法と考えられ，われわれの施設でも今後の症例経験を増やしていければと考えています．失禁やふらつきを呈するほどの重症例に遭遇することは多くはないと思われますが，そのような原因不明とも思われやすい病態が潜む本疾患についての症例提示をいただき，大変勉強になる症例でした．

症例 2：小児期からの座位時の腰痛や，MRI で神経根の圧迫所見が明確でないことから，仙腸関節障害の先行と同部への先行治療を考えましたが，術中所見で認められた瘢痕組織による L5 神経根の引き攣れに伴う諸症状の悪化は，本症例の病態として合点のいくものでした．仙腸関節固定を回避できる病態であれば，不要な固定術は避けるべきと考えられ，今回の神経除圧の先行はまさに「ベストトリートメント」と考えられました．Sacroiliac-spine syndrome を含み，さまざまな臨床像を呈し得る仙腸関節障害の診断および治療選択の難しさを感じる症例でした．

千葉

症例 1：仙腸関節障害の病態と治療について詳細な記述がなされています．ここ 10 数年で注目されてきた病態でもあり，あまり認知されていない or 診療経験の乏しい脊椎脊髄外科医も多いと思われます．外科医はどうしても手術適応の症例に目がいきがちになると思われますが，このような病態を把握しながら治療を進めていくことは患者との信頼関係をより深めます．本症例では仙腸関節ブロックを計 50 回，高周波熱凝固法を計 10 回行って VAS 20～30 と良好な疼痛コントロールが得られています．かなり根気を必要とした経過ですが，患者との信頼関係があってこそでもあり，その診療の熱意に感服いたします．可能なかぎり関節機能を温存した治療を模索していくことについて，大いに賛同いたします．

症例 2：仙腸関節障害の診療において，脊椎脊髄外科医が最も見逃してはならないものは far lateral lesion を含めた L5，S1 神経障害や L5/S1 椎間不安定性に関連する病態です．臨床症状も類似しており，ときとして，これらが併存していることもあり鑑別が重要となります．本症例で提示された画像所見では，移行椎があり右横突起仙骨翼間部は骨癒合しています．さらに右 L5 神経の強い絞扼は認めないようにみえます．横突起仙骨翼間の部分骨切除と L5 神経周囲の瘢痕性癒着に対する神経除圧で良好な経過が得られているとのことで，大変教育的な症例提示です．硬化していない L5/S1 椎間板組織上を右 L5 神経が走行していること，かなり長い経過の症例であること（癒着が完成している可能性が高い），若者の関節機能の温存，ブロック診療結果などから L5/S1 椎間板症を疑い治療にいたったと思われます．L5/S1 椎間板症が仙腸関節障害に影響を与えていた可能性もありますね．出題者も述べられているとおり，術後の経過観察が重要となります．ちなみに，このような病態は MRI COSMIC 撮影による水平断 1 mm thin slice での神経の形状変化を見出すことで診断可能な場合があります．また，本症例には該当しませんが，変性椎間板から神経周囲へ波及した free air 所見を plain CT で認めることがあれば確定的で，これは MRI 所見より特異性が高いと考えています．ご提示いただき，ありがとうございました．

Spinal Surgery 39 (1) 36-41, 2025

総説 ○ *Review article* ○

がんゲノム解析技術の進化と臨床応用
―次世代シークエンサーによる脊髄腫瘍へのがん治療の新展開―

The Evolution and Clinical Application of Cancer Genome Analysis Technology—New Developments in Cancer Treatment for Spinal Cord Tumors Using Next-generation Sequencers—

武藤　淳[*1]　須藤　保[*2]　佐谷秀行[*3]　廣瀬雄一[*1]

Jun Muto, M.D., Ph.D.[*1], Tamotsu Sudo, M.D., Ph.D.[*2], Hideyuki Saya, M.D., Ph.D.[*3], Yuichi Hirose, M.D., Ph.D.[*1]

Abstract

Objective：This article aims to discuss the fundamental knowledge of cancer genomics, the significance of cancer genomic testing, and the current issues associated with it. The focus has been on the evolution and implementation of comprehensive genomic profiling（CGP）tests in clinical practice for spinal tumors since their insurance coverage in Japan.

Methods：The development and implementation of various CGP tests were reviewed, including FoundationOne® CDx, OncoGuide™ NCC Oncopanel, FoundationOne® Liquid CDx, Guardant 360® CDx, and GenMine TOP. These tests were classified based on their nucleic acid resources：tumor-only samples, tumor and peripheral blood samples, and peripheral blood–only samples. The procedures and considerations for sample collection, handling, and submission for genomic testing are detailed.

Results：Since insurance coverage for CGP tests began in 2019, approximately 76,000 patients have utilized these tests by the end of April 2024. The introduction of liquid biopsy tests, such as FoundationOne® Liquid CDx and Guardant 360® CDx, has expanded the scope of genomic testing, making it less invasive for patients. However, liquid biopsies are currently less effective in detecting genetic abnormalities in brain and spinal tumors. The potential of these tests to guide targeted therapies, especially for rare spinal tumors and pediatric cancers, was explored.

Conclusion：Cancer genomic profiling has become integral to personalized cancer treatment strategies, allowing the identification of actionable genetic mutations. Collaboration with expert panels is essential for interpreting the test results and recommending suitable treatments or clinical trial participation. Although the current likelihood of accessing effective treatments through CGP tests is relatively low, the accumulation of genomic data will aid the development of new treatments for rare cancers, including spinal tumors.

（Received：August 21, 2024；accepted：December 27, 2024）

Key words

cancer genome profiling, spinal tumor, companion function, genetic analysis test

---

[*1] 藤田医科大学脳神経外科／Department of Neurosurgery, Fujita Health University
連絡先：〒470-1192 豊明市沓掛町田楽ケ窪 1-98　藤田医科大学脳神経外科　武藤　淳〔Address reprint requests to：Jun Muto, M.D., Ph.D., Department of Neurosurgery, Fujita Health University, 1-98 Dengakugakubo, Kutsukake-cho, Toyoake-shi, Aichi 470-1192, Japan〕
[*2] 藤田医科大学先端ゲノム医療科／Department of Genomic Medicine, Fujita Health University
[*3] 藤田医科大学腫瘍医学研究センター／Oncology Innovation Center, Fujita Health University

はじめに

がんゲノムプロファイリング検査（comprehensive genomic profiling：CGP）は，先進医療を経て，2019 年に保険収載された．当初は，FoundationOne® CDx（F1）と OncoGuide™ NCC オンコパネル（NOP）の 2 つだけであったが，2021 年に血液検体を用いて解析を行う FoundationOne® Liquid CDx（F1 Liquid）が，2023 年には Guardant360® CDx（G360）と GenMine TOP（GMT）が保険収載され，実臨床においてがんゲノム医療が普及するようになった．本稿では，がんゲノムの基礎的知識からがんゲノム検査の意義，現状の問題点について述べる．

がんゲノムとは

人間の 1 つの細胞の中には，およそ 30 億の塩基対があり，その中に約 2 万 3,000 個の遺伝子が存在する．そのうち，がん関連遺伝子に絞って，次世代シークエンサー（next generation sequencer：NGS）を利用して，がんの増殖や発達に直接的に関与するドライバー遺伝子変異やがん関連遺伝子変異（がん抑制遺伝子や薬剤耐性遺伝子など）を検査する．がん遺伝子パネル検査は，2019 年 6 月に NOP と F1 の 2 種類が保険収載されてから，約 5 年が経過した．2021 年 3 月には，新たに血液検体を用いて解析する F1 Liquid が承認され，さらに 2023 年 10 月には，同じく血液検体を利用するリキッドバイオプシー検査である G360 が，また 8 月には，GMT が相次いで保険収載された．現在，これら 5 種類のがんゲノムパネル検査が保険診療下に使用でき，2024 年 4 月末までに約 7 万6,000 人が利用している（**Table 1**）．

がん遺伝子パネル検査の種類

がん遺伝子パネル検査は，抽出される核酸のリソースにより 3 種類に分類される．すなわち，①腫瘍検体のみ（F1），②腫瘍検体ならびに末梢血（NOP，GMT），③末梢血のみ（F1 Liquid, G360）である．NOP と GMT は，腫瘍検体だけでなく，末梢血（白血球）由来の DNA も採取するため，生殖細胞系列変異の検出も可能である．

末梢血のみを用いる F1 Liquid と G360 は，がん患者の血液中に循環する cell free DNA（cfDNA）中の腫瘍細胞由来の DNA（circulating tumor DNA：ctDNA）を解析するもので，リキッドバイオプシーと呼ばれる．

NOP, F1, F1 Liquid, G360 が DNA を解析対象にしているのに対し，GMT は DNA と RNA を解析することが

できる．DNA 解析に比べて RNA 解析は，融合遺伝子やスプライシング異常であるエクソンスキッピングの検出に優れているが，RNA は DNA よりも不安定であり，検体の質（摘出時の虚血時間，摘出から固定までの時間，経年劣化など）に大きく影響されるため，検体の選択には慎重を期すべきである．

リキッドバイオプシーは，患者には侵襲が少なく，検体採取不可能な患者も対象となるが，現時点では，日本臨床腫瘍学会・日本癌治療学会・日本癌学会の 3 学会合同の「血中循環腫瘍 DNA を用いたがんゲノムプロファイリング検査の適正使用に関する政策提言」によれば，脳腫瘍，膀胱がん，および膵がんでは血漿検体での遺伝子異常の検出率が低いため，組織検体を用いた NGS を優先すべきとされている[1]．将来，リキッドバイオプシーの精度や方法が向上し，脳脊髄腫瘍においてもリキッドバイオプシーで診断や治療効果判定などが行えるようになることが期待されている．

がん遺伝子パネル検査の適用

現在の保険診療制度では 1 人の患者に対して，がん遺伝子パネル検査は 1 回のみとされている．つまり，どのタイミングで何を提出するかが重要である．脳脊髄腫瘍の場合，末梢血での ctDNA の検出は困難であるため，腫瘍検体を用いたがん遺伝子パネル検査を行うべきである．がん遺伝子パネル検査の保険適用条件としては，次の 3 つがある．①標準治療終了（終了見込み）の固形がん，②希少がん，原発不明がん，③次治療につなげることができる臓器機能が保持されていること，が条件として挙げられる．

脳脊髄腫瘍は，標準治療がないことが多いために，希少がんに相当する．がん遺伝子パネル検査には，手術後にすぐに提出することも可能であるが，そのタイミングが議論の対象となる．悪性度の高い腫瘍の場合は，進行が早いために，術後放射線治療などを行っている期間に進行してしまい，ADL や QOL が低下して使用が難しくなってしまうこともある．

一方，低悪性度の腫瘍の場合は，再発までの期間が長く，また，さまざまな治療を行った後に再発してくるために，腫瘍細胞に治療によるさまざまな修飾が加わる可能性がある．また，他臓器のがんになることもあり，その際には使用できない可能性もある．他臓器がんのデータであるが，薬剤の標的分子をコードする遺伝子の体細胞ゲノムの治療前後の変化について，分子標的薬による治療後は 21%，ホルモン薬は 22%，モノクローナル抗体

Table 1 List of currently available cancer genome profiling tests

Test name	OncoGuide™ NCC Panel	FoundationOne® CDx	GenMineTOP	FoundationOne® Liquid CDx	Guardant360®
Genes included	DNA：124, RNA：N/A	DNA：324, RNA：N/A	DNA：737, RNA：455	ctDNA：324, RNA：N/A	ctDNA：74
Fusion genes	13	36	455	36	N/A
Sample type	Cancer tissue + blood	Cancer tissue	Cancer tissue + blood	Blood	Blood
Analysis targets	Mutations, amplifications, fusions	Mutations, amplifications, fusions	Mutations, amplifications, fusions, exon skipping, expression levels	Mutations, amplifications, fusions	Mutations, amplifications, fusions
Companion diagnostics	FGFR2 fusion gene：Yes	Yes	No	Yes	Yes
Key features	Can analyze with a small sample volume. Requires normal blood. Companion diagnostics available. Covers a large number of genes	Largest number of target genes. Analyzes both DNA and RNA to detect more genetic abnormalities	Analyzes peripheral blood's cell-free DNA (cfDNA). Challenging for diseases where abnormalities are less likely to appear	Analysis possible with 5 ng of cfDNA. Not suitable for diseases where cfDNA is less likely to appear	

薬は2.5%との報告がある[2]．また，初回診断時にがんパネル検査を行うと，61%の患者に治療薬剤が推奨され，19.8%の患者に薬剤が投与できたという報告もある[3]．

このように，ある一定割合で変化が確認されるが，clonal evolution という考えによると，がんの起源に関与する critical な遺伝子異常は治療によって変わらず，また，そのような本質的な遺伝子異常をがん治療において知ることは重要である．したがって，悪性腫瘍の場合，治療の早い段階でがん遺伝子パネル検査を行うのが望ましいと考える．

■ がん遺伝子パネル検査の実際

がん遺伝子パネル検査に提出する検体については，ゲノム診療用病理組織検体取扱い規程（初版：平成30年）によれば，手術により切除された組織は，摘出後は速やかに冷蔵庫など4℃下で保管し，1時間以内，遅くとも3時間以内に10%中性緩衝ホルマリン溶液を用いて，6〜72時間浸漬固定を行うことが望ましいとされている．厚さ5 μm の未染色のプレパラートを10枚以上作成し，合計体積が1 mm³以上になるように formalin fixed paraffin embedded（FFPE）検体を用意する．FFPE検体は，薄切後12カ月以内のものを使用するよう推奨されている．

脊髄腫瘍は，検体量は多く採取できないことも想定されるが，ある程度小さい検体でも検査に提出可能である．

がん遺伝子パネル検査が対象とするのは，膨大な遺伝子情報のデータであり，その解釈は，専門的な知識をもつエキスパートパネルによる検討と推奨が必要である．

エキスパートパネルは，多職種の専門家による会議で，現在，全国のがんゲノム医療中核拠点病院13施設，がんゲノム医療拠点病院32施設で実施されている．223施設のがんゲノム医療連携病院でも，がん遺伝子パネル検査を提出することができ，中核拠点病院と拠点病院のエキスパートパネルに参加し，患者に説明し，治療を行うことができる．また，小児・AYA世代の患者についても，質の高いがん医療を提供できるように15施設の小児がん拠点病院と，2施設の小児がん中央機関が指定されている[4]．エキスパートパネルからのレポートにおいて，参加可能な治験や臨床試験などが推奨される．その後，それぞれの治験や臨床試験事務局に相談し，参加可能かどうかを判定されることに，注意が必要である．

がん遺伝子パネル検査には大きく分けて3つの機能がある．①コンパニオン機能，②遺伝診療，③がんゲノムプロファイリング検査である．

1 コンパニオン機能

「コンパニオン機能」とは，ある治療薬が患者に効果があるかどうか，治療の前にあらかじめ検査する機能のことである．たとえば，ALK阻害薬が効果があるかどうかは，*ALK*融合遺伝子の有無を確認する必要がある．その遺伝子の有無を調べ，分子標的薬が使えるかどうかを確認する機能である．NOPは*FGFR*融合遺伝子1つだけのコンパニオン機能をもっている．その他の遺伝子変異については，コンパニオン機能を有していない．また，GMTは，コンパニオン機能をもっておらず，遺伝子変異や融合遺伝子が検出されても，GMTの結果のみで分子標的薬を使用することはできない．エキスパートパネ

Table 2 List of companion functions for cancer genome profiling tests

Gene/mutation	Cancer type	Associated treatment
EGFR gene mutation	Non-small cell lung cancer	EGFR-TKI
EGFR ex20 T790M mutation	Non-small cell lung cancer	Osimertinib
ALK fusion gene	Non-small cell lung cancer	ALK inhibitors
ROS1 fusion gene	Non-small cell lung cancer	Entrectinib
MET ex14 skipping	Non-small cell lung cancer	Capmatinib
BRAF V600E/V600K mutation	Malignant melanoma	Dabrafenib + Trametinib
ERBB2 gene amplification	Breast cancer	Trastuzumab
KRAS/NRAS wild-type	Colorectal cancer	Cetuximab
MSI-high	Various solid tumors	Nivolumab
BRCA1/2 mutation	Ovarian cancer	Olaparib
BRCA1/2 mutation	Prostate cancer	Olaparib
MSI-high	Solid tumors	Pembrolizumab
TMB-high	Solid tumors	Pembrolizumab
NTRK1/2/3 fusion genes	Solid tumors	Entrectinib, Larotrectinib
BRAF V600E mutation	Solid tumors	Dabrafenib + Trametinib
FGFR2 fusion gene	Bile duct cancer	Pemigatinib

ルにて審議を行い，承認を得て初めて分子標的薬を使用できることとなる．たとえば，肺がんでは AmoyDx® 肺癌マルチ遺伝子 PCR パネルやオンコマイシン™ Dx Target Test マルチ CDx システムなどマルチ遺伝子 PCR パネルがあるが，これらは特定の決められた遺伝子変異のみを確認するものであり，コンパニオン機能をもつために，がん遺伝子パネル検査を行わなくても，このマルチ遺伝子 PCR パネルで標的遺伝子異常が指摘されることで，分子標的薬を使用できる．現在の保険診療制度では，1人の患者に対して，保険診療下で行えるがん遺伝子検査は1つのみとされているため，脳脊髄腫瘍でも今後このように，コンパニオン機能をもつ遺伝子パネルと併用して治療を進めていくことになると予想される．

2 遺伝診療

2つ目の機能の「遺伝診療」については，がん遺伝子パネル検査によって，偶発的に生殖細胞系列の変異（germline mutation）を検出することがある．*BRCA1/2* 遺伝子変異や *HER2* 遺伝子変異などがある．生殖細胞系列変異は，がんの5〜10%とされ，体のすべての細胞に変異が入り，必ずしも発症するとはかぎらないが，子孫に遺伝する可能性がある．一方，体細胞変異は，がんの90〜95%とされ，腫瘍細胞のみの変異であり，遺伝しない．生殖細胞系列に変異があると，多重がんや若年発症の危険性が上がる．日本において遺伝性腫瘍の割合は，乳がんで5.7%[5]，卵巣がんで17.8%[6]，膵がんで6.7%[7]と報告されている．*BRCA1* 遺伝子に異常があると，80歳までに乳がんになる可能性は72%[5]，卵巣がんは44%[6]，前立腺がんは65歳までに8.6%が発症すると報告されている．たとえば，愛知県で年間の新規がん罹患患者は，

5.1万人おり，2,000〜4,000人が遺伝性腫瘍の病的遺伝子バリアント保持者であると報告されており，その親兄弟，子どもなど血縁者を含めると4,000人以上が遺伝子バリアント保持者の可能性があることになる．遺伝カウンセリングを実施し，適切な健康管理を提供することにより，これらの血縁者を含む対象者の生命予後を改善する可能性がある．

3 がんゲノムプロファイリング検査

3つ目の機能の「プロファイリング検査」とは，**Table 1**のように，がんに関連する100〜700余りのがん遺伝子や融合遺伝子異常について DNA，RNA 解析を行い，探索的に遺伝子異常を検出するものである．がん遺伝子パネル検査で，既承認薬が保険診療で使用できる可能性は約9%とされており，既承認薬が適応外使用で候補となる割合が約9%，国内未承認薬が候補となる可能性が約18%とされている[8]．つまり，がん遺伝子パネル検査が治療薬につながる可能性は約9%である．

しかし，プロファイリング検査では数百の遺伝子を対象としているが，特に脳脊髄腫瘍における重要な遺伝子変異は，**Table 2**のように，①TMB-high，②*NTRK1/2/3* 融合遺伝子，③*BRAF* V600E 融合遺伝子，④*FGFR2* 融合遺伝子の4つである．

それ以外にも，治験や患者申出療養制度[9]などの適応で，治療につながる場合もある．ただ，薬剤の適応外使用や脳脊髄腫瘍への効果が不明であるなどの問題がある．

TMB-high の患者には，免疫チェックポイント阻害薬である Pembrolizmab が使用可能である．また，*BRAF* V600E 融合遺伝子に対しては，2023年11月に，「標準的な治療が困難な *BRAF* 遺伝子変異を有する進行・再発の

固形腫瘍（結腸・直腸がんを除く）」に対して，認可されたばかりの BRAF 阻害薬（Dabrafenib）と MEK 阻害薬（Trametinib）の効果が期待される．BRAF 阻害薬の耐性獲得に MAPK 経路の再活性化の関与が示唆されていることから，BRAF 阻害薬と MEK 阻害薬を同時使用することで，抗腫瘍効果が持続することが期待される．頭蓋内の乳頭状頭蓋咽頭腫にも，*BRAF* V600E の変異が約90％認められ[10]，94％に部分奏効（partial response：PR）以上の効果が示されている[11]．

NTRK1/2/3 融合遺伝子に対しては，Entrectinib や Larotrectinib の効果が期待できる．成人の脳腫瘍における *NTRK* 遺伝子変異の割合は，悪性神経膠腫で 0.6〜2.6％[12〜14]，星状細胞腫で 3.1％[15]，低悪性度神経膠腫で0.4％[12]である一方，小児においては，3 歳未満の非脳幹部では 40％[16]，びまん性内在性橋膠腫では 3.5％[16]とされている．

NTRK1/2/3，*ROS1* または *ALK* 融合遺伝子陽性の局所進行または転移性固形がん患者（207 例）を対象とした STARTRK-2 試験の中間解析において，*NTRK* 有効性評価可能集団 51 例に対し，主要評価項目である奏効率（BICR 評価）は 56.9％（95％CI：42.3〜70.7）であった[17]．また，22 歳未満の再発または難治性固形がん患者（26例）を対象とした STARTRK-NG 試験の中間解析において，*NTRK* 融合遺伝子陽性の小児患者 5 例（0〜4 歳）の最良総合効果は，完全奏効（complete response：CR）1例，部分奏効（partial response：PR）3 例，安定（stable disease：SD）1 例であった[18]．本邦でも，小児脳腫瘍に対する *NTRK* 融合遺伝子変異に対して，Entrectinib が効果があったという報告がされている[19]．日本臨床腫瘍学会・日本癌治療学会・日本癌学会の 3 学会合同のがん診療ガイダンスにおいて，小児がん・希少がんの遺伝子パネル検査の位置づけとして「小児がんには診断時にゲノム所見に基づく診断の補助や治療方針の決定，あるいは有効性の期待できる治療薬の選択を目的として，診断や予後予測を目的とした遺伝子パネル検査の実施を考慮する」とされている．つまり，標準治療のない小児がんに対しては，手術を行い，組織検体により診断がついた時点でがん遺伝子パネル検査に提出し，有効な治療選択肢を模索していく必要があるだろう．

脊髄腫瘍において，がん遺伝子パネル検査によって遺伝子変異を同定し，治療効果が得られた症例に関する報告が散見される．脊髄神経膠腫に対する *NTRK* 融合遺伝子[20,21]，脊髄毛様細胞性星細胞腫に対する *BRAF* 遺伝子変異[22]などが報告されている．これらの報告は，少数例に留まるものの，がん遺伝子パネル検査を適切に活用す

ることで，個別化治療が可能な症例が存在することを示している．今後，がん遺伝子パネル検査のさらなる活用が，脊髄腫瘍治療の進展において重要であると考えられる．

■ おわりに

これまでの脳脊髄腫瘍の治療は，臨床試験の結果から有効性が確立されてきた．悪性脳脊髄腫瘍を含むがんの本態は遺伝子異常であり，がん遺伝子パネル検査を活用して遺伝子異常を同定し，その結果に基づいた治療戦略を構築する時代に突入している．遺伝子異常を標的とする分子標的薬の使用においては，臓器横断的なアプローチが必要であり，がん治療の専門家によるエキスパートパネルとの連携が不可欠である．現在開発中の多くのがん治療法が遺伝子異常を標的にしている．脳脊髄腫瘍の治療に従事する脳神経外科医は，がん遺伝子パネル検査結果に基づき，有効な治療の提案をすることに加え，次世代の標準治療になり得る治験や臨床試験への参加の可能性を患者に提案することで，治療をつなげる必要がある．現時点では，治療薬に到達できる症例は限られているものの，希少疾患である脊髄腫瘍におけるデータベース登録を通じて，遺伝子解析結果を蓄積することは，次世代の新規治療開発につながる重要な取り組みである．今後，学会主導による臨床研究を通じて，これらの課題解決を目指すことが期待される．

利益相反開示

筆頭著者および共著者は，開示すべき COI はありません．

文 献

1) Zhang Q, Luo J, Wu S, et al：Prognostic and predictive impact of circulating tumor DNA in patients with advanced cancers treated with immune checkpoint blockade. *Cancer Discov* **10**：1842-1853, 2020

2) van de Haar J, Hoes LR, Roepman P, et al：Limited evolution of the actionable metastatic cancer genome under therapeutic pressure. *Nat Med* **27**：1553-1563, 2021

3) Matsubara J, Mukai K, Kondo T, et al：First-line genomic profiling in previously untreated advanced solid tumors for identification of targeted therapy opportunities. *JAMA Netw Open* **6**：e2323336, 2023

4) 厚生労働省：がん診療連携拠点病院等．〈https://www.mhlw.go.jp/stf/seisakunitsuite/bunya/kenkou_iryou/kenkou/gan/gan_byoin.html〉（2024 年 8 月 21 日参照）

5) Momozawa Y, Iwasaki Y, Parsons MT, et al：Germline pathogenic variants of 11 breast cancer genes in 7,051 Japanese patients and 11,241 controls. *Nat Commun* **9**：4083, 2018

6) Hirasawa A, Imoto I, Naruto T, et al：Prevalence of pathogenic germline variants detected by multigene sequencing in unse-

lected Japanese patients with ovarian cancer. *Oncotarget* **8**：112258-112267, 2017

7) Mizukami K, Iwasaki Y, Kawakami E, et al：Genetic characterization of pancreatic cancer patients and prediction of carrier status of germline pathogenic variants in cancer-predisposing genes. *EBioMedicine* **60**：103033, 2020

8) Zehir A, Benayed R, Shah RH, et al：Mutational landscape of metastatic cancer revealed from prospective clinical sequencing of 10,000 patients. *Nat Med* **23**：703-713, 2017

9) 厚生労働省：患者申出療養制度.〈https://www.mhlw.go.jp/moushideryouyou/〉（2024 年 8 月 21 日参照）

10) Brastianos PK, Taylor-Weiner A, Manley PE, et al：Exome sequencing identifies BRAF mutations in papillary craniopharyngiomas. *Nat Genet* **46**：161-165, 2014

11) Brastianos PK, Twohy E, Geyer S, et al：BRAF-MEK inhibition in newly diagnosed papillary craniopharyngiomas. *N Engl J Med* **389**：118-126, 2023

12) Stransky N, Cerami E, Schalm S, et al：The landscape of kinase fusions in cancer. *Nat Commun* **5**：4846, 2014

13) Kim J, Lee Y, Cho HJ, et al：NTRK1 fusion in glioblastoma multiforme. *PLoS One* **9**：e91940, 2014

14) Frattini V, Trifonov V, Chan JM, et al：The integrated landscape of driver genomic alterations in glioblastoma. *Nat Genet* **45**：1141-1149, 2013

15) Jones DT, Hutter B, Jäger N, et al：Recurrent somatic alterations of FGFR1 and NTRK2 in pilocytic astrocytoma. *Nat Genet* **45**：927-932, 2013

16) Wu G, Diaz AK, Paugh BS, et al：The genomic landscape of diffuse intrinsic pontine glioma and pediatric non-brainstem high grade glioma. *Nat Genet* **46**：444-450, 2014

17) 中外製薬：多施設共同非盲検国際共同第Ⅱ相バスケット試験.〈https://chugai-pharm.jp/contents/cc/003/02/03/01/〉（2024 年 8 月 21 日参照）

18) 中外製薬：NTRK 融合遺伝子陽性の進行・再発の固形癌における小児の有効性（STARTRK-NG 試験）.〈https://chugai-pharm.jp/contents/cc/003/02/02/〉（2024 年 8 月 21 日参照）

19) Kurozumi K, Fujii K, Washio K, et al：Response to entrectinib in a malignant glioneuronal tumor with ARHGEF2-NTRK fusion. *Neurooncol Adv* **4**：vdac094, 2022

20) Andrews JP, Coleman C, Hastings C, et al：Oncogenic NTRK fusion in congenital spinal cord glioblastoma：sequencing directs treatment. *Lancet* **398**：2185, 2021

21) Yamada E, Muroi A, Suzuki R, et al：Infant-type hemispheric glioma occurring at the cervicomedullary region in a 5-month-old infant：A case report with a special emphasis on molecular classification. *Surg Neurol Int* **14**：299, 2023

22) Balasubramanian A, Gunjur A, Gan HK, et al：Response to combined BRAF/MEK inhibition in adult BRAF V600E mutant spinal pilocytic astrocytoma. *J Clin Neurosci* **79**：269-271, 2020

Spinal Surgery 39 (1) 42-46, 2025

原著 → *Original Article* →

脊椎外来における総腓骨神経絞扼障害の特徴と術後転帰不良因子の検討

Analysis of Clinical Features and Factors Associated with Poor Postoperative Outcome in Patients with Common Peroneal Nerve Entrapment Syndrome Presenting to a Spinal Center

石井元規[*1] 西村由介[*2] 松尾 衛[*2] 山本 優[*1]
原 政人[*3] 高安正和[*1] 齋藤竜太[*2]

Motonori Ishii, M.D., Ph.D.[*1], Yusuke Nishimura, M.D., Ph.D.[*2], Mamoru Matsuo, M.D.[*2], Yu Yamamoto, M.D., Ph.D.[*1],
Masahito Hara, M.D., Ph.D.[*3], Masakazu Takayasu, M.D., Ph.D.[*1], Ryuta Saito, M.D., Ph.D.[*2]

Abstract

Objective : The underlying pathologies of common peroneal nerve entrapment syndrome (CPNE) in neurosurgical clinics in Japan are expected to differ from those in overseas countries because many of our patients have a history of spinal disease, and few have a history of weight loss, lower extremity surgery, or trauma. Our CPNE cases were investigated to clarify the underlying pathologies and variables correlating with postoperative outcomes in Japanese neurosurgical practice.

Methods : Twenty-six patients (29 limbs) who underwent CPNE surgery at our department between 2015 and 2023 were retrospectively surveyed for surgical outcomes and underlying pathologies. All patients were categorized into two groups based on neurological symptoms (motor weakness, pain, and dysesthesia) at the final follow-up : an improvement group and poor outcome group. These two groups were compared with respect to variables such as age, sex, body mass index, presence of diabetes, right and left sides, duration from onset to surgery, underlying pathologies, surgery time, year of surgery, and nerve conduction test results.

Results : Sixteen patients (62%) had a history of spinal surgery, including lumbar surgery in 15 patients and cervical surgery in one patient. Four patients (15%) had a history of surgery or trauma to the affected lower extremity, including hip surgery in two cases, knee surgery in one, and ankle fracture in one. In the comparison of the improvement group and poor outcome group, only the duration from onset to surgery was significantly shorter in the improvement group compared with the poor outcome group (18.5 months and 43.6 months, respectively, p=0.02), while all other variables were not significantly different.

Conclusion : The majority of patients treated surgically for CPNE had a history of spinal surgery ; other underlying diseases being rare. The surgical outcomes were generally excellent, with a long duration from onset to surgery adversely affecting the surgical outcomes. In conclusion, in Japanese neurosurgical practice, CPNE without a spontaneous cure should be treated timely by surgical intervention.

(Received : July 25, 2024 ; accepted : November 7, 2024)

Key words

peroneal neuropathies, nerve compression syndromes, surgical decompression

---

[*1] 稲沢市民病院脳神経外科／Department of Neurosurgery, Inazawa Municipal Hospital
連絡先：〒466-8550 名古屋市昭和区鶴舞町 65 名古屋大学病院脳神経外科 西村由介〔Address reprint requests to：Yusuke Nishimura, M.D., Ph.D., Department of Neurosurgery, Nagoya University, 65 Tsurumai-cho, Showa-ku, Nagoya-shi, Aichi 466-8550, Japan〕
[*2] 名古屋大学医学部附属病院脳神経外科／Department of Neurosurgery, Nagoya University Hospital
[*3] 愛知医科大学病院脊椎脊髄センター／Spine Center, Aichi Medical University Hospital

■ はじめに

総腓骨神経絞扼障害（common peroneal nerve entrapment syndrome：CPNE）は，腓骨頭の尾側で，線維組織や筋膜によって総腓骨神経が絞扼されることで，下腿外側から足背の痛み・しびれ，前脛骨筋・長趾伸筋の筋力低下を生じる疾患である[1,2]．外傷・炎症・脱髄性疾患とは異なり[3]，神経減圧手術による症状改善効果が高いことが報告されている[1,3,4]．

CPNE をきたす原因や背景疾患として，肥満手術後などの急激な体重減少による脂肪量減少，長時間の膝屈曲姿位，下肢の外傷・固定・手術，足関節・膝関節の屈伸運動の反復，L5 神経根症とのダブルクラッシュ症候群などの腰椎疾患の関与などが報告されている[2,5]．このうち，本邦における診療の特徴として，下肢の外傷・固定・手術後に CPNE を生じる症例は整形外科で診療されることが多いこと，肥満手術やそれに伴う急激な体重減少をきたす症例は少ないことが挙げられる．このことから，本邦の脳神経外科医が診療する CPNE は，腰椎疾患を背景とした患者が中心となり，諸外国からの報告における患者背景とは異なる可能性がある．今回，当科で診療を行った CPNE 患者について，背景疾患と手術成績を後方視的に調査し，術後転帰不良因子を検討した．

■ 方　法

1 対象

2015 年 5 月〜2023 年 12 月に当院で CPNE に対して手術を行った 26 例（29 肢）を対象として，後ろ向き症例対象研究を行い，CPNE の背景疾患および術後改善度を調査した．また，術後改善度について，最終フォロー時点（術後 1〜57 カ月，平均 21 カ月）において，術前と比べて症状が改善したものを「改善」群，術前と同程度の症状が残存・再発したものを「転帰不良」群とし，年齢，性別，body mass index（BMI），糖尿病の有無，左右，発症から手術までの罹病期間，背景疾患，手術時間，手術年次（前期：2015〜2018 年，後期：2019〜2023 年），神経伝導検査結果について比較検討した．

2 術前診断

CPNE は，総腓骨神経領域に一致した筋力低下，痛み，しびれがあり，腓骨頭尾側で Tinel 様徴候陽性を認める場合に診断し，神経伝導検査は参考所見として用いた．発症から 3 カ月以上の経過で症状改善を認めない症例を手術の適応とした．

3 手術

手術は既報[6]のとおり，局所麻酔下にターニケットなしで行った．腓骨頭の尾側で，Tinel 様徴候陽性の位置を中心として，長腓骨筋の外側から内側に 6 cm の皮膚切開を行い，長腓骨筋の外側で線維組織と筋膜を切開して総腓骨神経を同定した．長腓骨筋内に総腓骨神経が入り込む部位で，長腓骨筋膜を横切開または四角形に切除した．大半の症例において，総腓骨神経は，この絞扼部位で凹んでいる所見を認めた．総腓骨神経の分岐部より遠位まで神経周囲を剝離し，足関節の底背屈を行っても，総腓骨神経，深腓骨神経，浅腓骨神経が線維組織や筋膜から圧迫を受けないことを確認して，ドレーンを留置せずに閉創した．

4 神経伝導検査

術前神経伝導検査は 22 例（25 肢）で行った．運動神経伝導検査では，腓骨神経を膝窩および腓骨頭尾側（腓骨頭から約 3 cm 遠位）で刺激し，短趾伸筋で記録した．膝窩刺激での複合筋活動電位（compound muscle action potential：CMAP）は，当院で定めている正常値を参照して 3 mV 未満の場合を振幅低下と定義した．腓骨頭尾側刺激と比べて膝窩刺激での CMAP の潜時が 20% 以上短縮した場合，または膝窩から腓骨頭尾側の神経伝導速度（nerve conduction velocity：NCV）が 44 m/s 未満の場合に，伝導ブロックありと定義した[7,8]．浅腓骨神経の感覚神経伝導検査では，足関節の内果と外果の間の外側 1/3 の点で記録し，記録電極より 14 cm 近位の長腓骨筋内側で刺激した．感覚神経活動電位（sensory nerve action potential：SNAP）は，当院で定めている正常値を参照して 7 μV 未満の場合を振幅低下と定義した．

5 統計解析

数値は平均±標準偏差の形で記載した．統計分析は R version 4.0.2（The R Foundation for Statistical Computing, Vienna, Austria）を使用して，2 群間の連続変数の比較には t 検定を，名義変数の比較には Fisher の正確確率検定を用い，それぞれ $p < 0.05$ を有意差ありとした．

■ 結　果

1 背景疾患

26 例中 16 例（62%）で CPNE 手術前に脊椎手術が行われていた．脊椎手術の既往がある 16 例中 15 例は腰椎手術が行われ，1 例は頚椎手術が行われていた．腰椎手術例のうち 14 例は，患側 L5 神経根の除圧操作を含む手術であった．腰椎手術から CPNE 手術までの期間の中央値は 22 カ月であり，L4/5 椎弓切除後の癒着性くも膜炎

Table 1 Demographic data of the postoperative symptom improvement and poor outcome groups

	Improvement group（n=21 limbs）	Poor outcome group（n=8 limbs）	p-value
Age, years	71.5±17.7	70.6±6.6	0.89
Sex（M：F）	8：13	5：3	0.41
BMI, kg/m^2	23.3±3.3	21.8±3.0	0.25
Comorbid diabetes	4（19%）	1（13%）	1
Affected side（right：left）	9：12	5：3	0.43
Duration from onset to surgery, months	18.5±18.1	43.6±39.4	0.02
Underlying pathologies			
Spinal surgery	14（67%）	5（63%）	1
Lower limb surgery or trauma	4（19%）	0	0.55
Sugery time, minutes	53.7±18.0	53.3±13.9	0.95
Year of surgery（early period：late period）	11：10	7：1	0.11

Data are presented as mean ± standard deviation or n（%）
BMI：body mass index

Table 2 Abnormal preoperative nerve conduction study findings in the improvement and poor outcome groups

	Improvement group（n=18 limbs）	Poor outcome group（n=7 limbs）	p-value
Motor nerve conduction study			
Loss or reduced amplitude of CMAP	14（78%）	3（43%）	0.15
Loss of CMAP	6（33%）	0	0.13
Conduction block	4（22%）	0	0.29
Sensory nerve conduction study			
Loss or reduced amplitude of SNAP	14（78%）	7（100%）	0.29
Loss of SNAP	11（61%）	3（43%）	0.65

CMAP：compound muscle action potential, SNAP：sensory nerve action potential

により，足関節背屈が完全麻痺となってから20年経過後にCPNEを発症した1例以外の14例では，平均25カ月（0～60カ月）であった．頚椎手術後の1例は，頚椎症性脊髄症に対する頚椎後方除圧術後に患側麻痺の残存があり，頚椎手術8年後にCPNEを発症して，その3年後に手術を行った．

患側下肢の手術・外傷歴は26例中4例（15%）に認め，股関節手術後が2例，膝関節手術後が1例，足関節骨折後が1例であった．総腓骨神経部への負担増大となり得る背景については，健側下肢の鶏眼をかばって歩行していた例を1例に認め，その他には長時間の膝屈曲姿位や足関節・膝関節の反復屈伸運動などの病歴を認める例はいなかった．CPNE術前に急激な体重減少を認めた例はいなかった．

2 手術成績

術前の筋力低下は，29肢中16肢に認め，manual muscle testing（MMT）2相当が1肢，MMT4相当が15肢であった．術後は改善が15肢（94%），転帰不良が1肢であった．術前の痛みは29肢全例に認め，術後は改善が25肢（86%），転帰不良が4肢であった．術前のしびれは29肢中24肢に認め，術後は改善が16肢（67%），転帰不良が8肢であった．筋力低下の残存を認めた1例では痛みとしびれも残存しており，痛みの残存を認めた残りの3例ではしびれも残存した．

術後症状の「改善」群と「転帰不良」群で比較すると，年齢，性別，body mass index（BMI），糖尿病の有無，左右，背景疾患（腰椎手術歴，下肢の手術・外傷歴），手術時間，手術年次には有意差を認めず，発症から手術までの罹病期間にのみ有意差を認めた（改善群18.5±18.1カ月，転帰不良群43.6±39.4カ月，p=0.02）（**Table 1**）．術前神経伝導検査では，CMAPの振幅低下もしくは消失，伝導ブロックの有無，SNAPの振幅低下もしくは消失のいずれの所見も，2群間で有意差を認めなかった（**Table 2**）．

■ 考　察

1 CPNEの原因・背景疾患

当院で手術を行ったCPNEは，26例中15例（58%）と，半数以上に腰椎手術歴があった．また，下肢の手術・外傷後や負担増大の背景がある症例は少数であり，体重減少を原因とした症例はなかった．発症要因について記載がある10例以上のCPNE手術例の報告を**Table 3**に記す．CPNEの発症要因については，過去に十分に検討されておらず，記述のない項目も多いが，本報告を含めて本邦からの報告は腰椎手術歴のある症例が多く，他国からの報告では下肢疾患歴のある症例が多い．本邦のCPNE患者全体のうち，腰椎疾患を背景とした症例が

Table 3 Summary of 10 or more surgically treated cases of common peroneal nerve entrapment syndrome with descriptions of their underlying pathologies

Authors and year	Country	Department	n	Lumbar surgery	Lower limb trauma or surgery	Weight loss
Morimoto D, et al（2015）[1]	Japan	Neurosurgery	22	19（86%）	0	NA
Present study	Japan	Neurosurgery	26	15（58%）	4（15%）	0
Iwamoto N, et al（2015）[9]	Japan	Neurosurgery	17	8（47%）	NA	NA
Wilson C, et al（2019）[10]	USA	Neurosurgery	21	6（29%）	5（24%）	NA
Fabre T, et al（1998）[3]	France	Orthopedic surgery	60	2（3%）	Exclusion criteria	NA
Thoma A, et al（2001）[11]	Canada	Plastic and reconstructive surgery	20	NA	18（90%）	NA
Souter J, et al（2018）[12]	USA	Neurosurgery	30	NA	26（87%）	NA
Ramanan M, et al（2011）[13]	Australia	Neurosurgery	20	NA	9（45%）	NA
Maalla R, et al（2013）[4]	Tunisia	Plastic and reconstructive surgery	15	NA	3（20%）	NA
Broekx S, et al（2018）[14]	Belgium	Neurosurgery	200	Exclusion criteria	Exclusion criteria	200

NA：not applicable

半数以上を占めるとは考えにくく，手術効果が期待できるものの治療機会を提供されていないCPNE症例が多く存在している可能性があり，本疾患に対する手術治療の有効性について，さらに普及させる必要があると考えられる.

2 腰椎疾患と CPNE の関連

腰椎手術後にCPNEを発症する頻度は報告されていないが，腰椎椎間板ヘルニアに対する手術後の1%（300例中3例）に生じたとする報告がある[15]．本稿における29件のCPNE手術とは患者群が異なるため適切な算出はできないが，2015～2023年に当院で行った腰椎手術の件数は約1,240件であり，年間100件の腰椎手術を行う診療規模の施設において約1～3件のCPNE患者を診療する可能性がある.

腰椎手術後にCPNEを生じる機序については，L5神経根症とのダブルクラッシュ症候群のみが報告されている[4,15]．本報告における腰椎手術から20年後にCPNEを発症した症例では，萎縮した長腓骨筋・前脛骨筋の筋膜が発症原因と考えられた．また，腰椎神経根症術後に足関節背屈筋力が改善することやリハビリテーション負荷がかかることで，CPNEの症状が悪化したという報告があるが[16]，この機序は，症状の悪化のみならず，発症そのものへ関与している可能性もある．腰椎疾患の関与で下肢の筋肉・筋膜の状態が変化し，CPNEの発症を引き起こす可能性については，今後さらなる検討が必要である.

腰椎疾患，特にL5神経根症状のある患者では，症状が類似するため，CPNEの診断は困難であることも多い．総腓骨神経の障害では，感覚異常の領域は下腿外側から足背のみで大腿より近位は保たれること，筋力低下は足関節・足趾背屈のみで股関節外転・膝関節屈曲・足

関節内反は保たれることが特徴で，診断に有用である[6,17]．また，われわれはTinel様徴候が陽性となることも診断基準として重要視している[1,12]．総腓骨神経ブロックも治療的診断に有用と報告されている[18].

3 手術成績・転帰不良因子

CPNEの術後症状改善率は，筋力低下について73～95%，痛みについて63～100%，しびれについて50～68%と報告されており[9,12,13]，本研究でも同等であった．術後転帰不良因子に関して，メタ解析では，感覚障害について12カ月以上の術前罹病期間が転帰不良に関与している一方，年齢，性別については有意差がなかったと報告されており[10]，ケースシリーズでは，糖尿病の合併，筋力について12カ月以上の術前罹病期間の2因子が転帰不良であり，左右，BMI，発症要因，腰椎手術歴，膝関節手術歴，術前の労働状態，術前の筋力低下量，術前電気生理学的検査結果については有意差がなかったと報告されている[12,13]．CPNEに対する手術治療について，長期の罹病期間は予後不良因子と報告されているが，発症早期には自然治癒を得られる症例もあるため，3カ月以上の症状継続がある場合に手術介入を行うべきと報告されている[3,4]．本研究でも，術後症状改善率に有意差を認めた因子は術前罹病期間のみであり，本邦脳神経外科の脊椎外来で診療するCPNEについても，発症から3カ月以上経過して自然治癒を得ていない場合には，遅滞のない手術介入を考慮すべきと考えられた.

本研究の限界として，手術成績を「改善」群と「転帰不良」群で解析したが，「改善」群での改善の程度について定量的に評価できておらず，観察者バイアスの影響がある可能性が挙げられる．今後は，術前後の神経症状を正確に評価するために，複数の定量的な臨床スケールを採用する必要がある．また，背景疾患（腰椎手術歴，下

肢の手術・外傷歴）の有無によって手術成績に有意差を認めなかったが，頚椎手術後や腰椎手術後の症例において，CPNE 発症前にどの程度の症状が残存していたかは評価できておらず，今後は CPNE 発症前の神経症状の程度も評価に含んだ検討も必要である．

■ おわりに

われわれの脊椎外来で手術を行った CPNE は，過半数に腰椎手術歴があり，下肢の外傷・手術など，ほかの背景疾患は少なかった．このような患者背景は諸外国からの報告とは異なったが，手術成績は同等に良好であり，術後転帰不良因子として有意差を認めたものは術前罹病期間のみで同様であった．腰椎疾患の病歴がある場合には CPNE の発症に気づきにくいこともあるが，本邦の脳神経外科医による脊椎外来の診療においても，CPNE を適切に診断し，症状が継続する場合には遅滞ない手術介入を考慮する必要があると考えられた．

本論文の内容は，第 38 回日本脊髄外科学会において報告した．また，本研究は，筆頭著者が所属する稲沢市民病院の倫理委員会において審査，承認を得た（No. 2024-20）．

利益相反開示

筆者全員には，本論文に関して，開示すべき COI はありません．

文　献

1) Morimoto D, Isu T, Kim K, et al：Microsurgical decompression for peroneal nerve entrapment neuropathy. *Neurol Med Chir*（*Tokyo*）**55**：669-673, 2015
2) Kitamura T, Kim K, Morimoto D, et al：Dynamic factors involved in common peroneal nerve entrapment neuropathy. *Acta Neurochir*（*Wien*）**159**：1777-1781, 2017
3) Fabre T, Piton C, Andre D, et al：Peroneal nerve entrapment. *J Bone Joint Surg Am*　**80**：47-53, 1998
4) Maalla R, Youssef M, Lassoued NB, et al：Peroneal nerve entrapment at the fibular head：outcomes of neurolysis. *Orthop Traumatol Surg Res*　**99**：719-722, 2013
5) Margulis M, Zvi LB, Bernfeld B：Bilateral common peroneal nerve entrapment after excessive weight loss：Case report and review of the literature. *J Foot Ankle Surg*　**57**：632-634, 2018
6) 原　政人：絞扼性末梢神経障害に対する外科治療．脊髄外科　**33**：150-159，2019
7) Kwon HK, Kim L, Park YK：Compound nerve action potential of common peroneal nerve and sural nerve action potential in common peroneal neuropathy. *J Korean Med Sci*　**23**：117-121, 2008
8) Oosterbos C, Decramer T, Rummens S, et al：Evidence in peroneal nerve entrapment：A scoping review. *Eur J Neurol*　**29**：665-679, 2022
9) 岩本直高，井須豊彦，千葉泰弘，他：絞扼性腓骨神経障害の臨床像に関する検討．No Shinkei Geka　**43**：309-316，2015
10) Wilson C, Yaacoub AP, Bakare A, et al：Peroneal nerve decompression：institutional review and meta-analysis to identify prognostic associations with favorable and unfavorable surgical outcomes. *J Neurosurg Spine*　**30**：714-721, 2019
11) Thoma A, Fawcett S, Ginty M, et al：Decompression of the common peroneal nerve：experience with 20 consecutive cases. *Plast Reconstr Surg*　**107**：1183-1189, 2001
12) Souter J, Swong K, McCoyd M, et al：Surgical results of common peroneal nerve neuroplasty at lateral fibular neck. *World Neurosurg*　**112**：e465-472, 2018
13) Ramanan M, Chandran KN：Common peroneal nerve decompression. *ANZ J Surg*　**81**：707-712, 2011
14) Broekx S, Weyns F：External neurolysis as a treatment for foot drop secondary to weight loss：a retrospective analysis of 200 cases. *Acta Neurochir*（*Wien*）**160**：1847-1856, 2018
15) Crotti FM, Carai A, Carai M, et al：Entrapment of crural branches of the common peroneal nerve. *Acta Neurochir Suppl*　**92**：69-70, 2005
16) Maejima R, Aoyama M, Hara M, et al：Double crush syndrome of the lower limb in L5 radiculopathy and peroneal neuropathy：A case report. *NMC Case Rep J*　**8**：851-855, 2021
17) Thatte H, Jesus OD：Electrodiagnostic evaluation of peroneal neuropathy. Updated 23 Aug 2023.〈https://www.ncbi.nlm.nih.gov/books/NBK563251/〉（2024 年 7 月 16 日参照）
18) Nirenberg MS：A simple test to assist with the diagnosis of common fibular nerve entrapment and predict outcomes of surgical decompression. *Acta Neurochir*（*Wien*）**162**：1439-1444, 2020

原著 → *Original Article* →

当院における特発性脊髄硬膜外血腫の臨床分析と
手術適応の考察

Clinical Analysis of Spontaneous Spinal Epidural Hematoma and Consideration of Indications
for Surgery in Our Hospital

益 子 　 悠[*1]　　渡 辺 剛 史[*1]　　田 中 貴 大[*2]　　田 中 雅 彦[*1]
堀 田 和 子[*1]　　小 倉 　 将[*1]　　権 藤 学 司[*1]

Yu Masuko, M.D.[*1], Tsuyoshi Watanabe, M.D.[*1], Takahiro Tanaka, M.D., Ph.D.[*2], Masahiko Tanaka, M.D., Ph.D.[*1],

Kazuko Hotta, M.D.[*1], Tadashi Ogura, M.D.[*1], Gakuji Gondo, M.D., Ph.D.[*1]

Abstract

Background : Early surgery is recommended for spontaneous spinal epidural hematomas
(SSEH) associated with neurological injury. Recently, many cases have shown symptom improve-
ments without surgery. It is now recommended to wait for a few hours and operate only in cases where
symptoms do not improve. However, to the best of our knowledge, there are no guidelines regarding
the indications for surgery or the optimal timing from a single institution with a case series of a similar
scale to that in our report.

Methods : We retrospectively reviewed the records of 36 patients diagnosed with SSEH at our
hospital between 2011 and 2021 and analyzed various factors related to SSEH. We reviewed age, sex,
hypertension, anticoagulant use, hematoma location, and preoperative neurological status using the
ASIA Impairment Scale. In our hospital, we decided to perform surgery for patients with a muscle
grade less than three 6 hours from the onset, worsening of symptoms within 6 hours, or with bladder
and rectal disorders.

Results : Of the 36 cases, 28 (78%) SEHs were located in the cervical region, seven (19%) in
the thoracic region and one (3%) in the lumbar region. All 35 patients, except one fatal case, recov-
ered to walking ability. Surgery was performed on 10 of 36 patients who met the surgical indications
reviewed at our hospital. The mean age of the surgical group was 67.9±11.9, 4 (40%) patients were
male, 6 (60%) had a history of hypertension, and 2 (20%) were using anticoagulant. The ASIA
Impairment Scale was A, B or C. No significant factors were found to select surgery. No correlation
was found between time to surgery and transfer to a rehabilitation hospital.

Conclusion : The necessity of surgery and timing of the intervention should be carefully consid-
ered based on the course and symptoms. It is reasonable to expect symptom improvement with con-
servative treatment within the first 6 hours after onset and to consider surgical intervention if there is no
improvement to MMT 3 or higher, if symptoms worsen, or if bladder and rectal dysfunction is present.

Compared to previous findings, conducting a study at a single institution allowed us to establish
uniform treatment policies and surgical procedures, making the results less influenced by other factors
and providing clearer indicators.

(Received : December 6, 2023 ; accepted : December 28, 2024)

[*1] 湘南鎌倉総合病院脳神経外科／Department of Neurosurgery, Shonan Kamakura General Hospital
連絡先：〒247-8533 鎌倉市岡本1370-1　湘南鎌倉総合病院脳神経外科　渡辺剛史〔Address reprint requests to：Tsuyoshi Watanabe,
M.D., Department of Neurosurgery, Shonan Kamakura General Hospital, 1370-1 Okamoto, Kamakura-shi, Kanagawa 247-8533,
Japan〕
[*2] 横浜市立大学脳神経外科／Department of Neurosurgery, Yokohama City University

Key words

spontaneous spinal epidural hematomas, ASIA impairment scale, laminectomy

■ 緒　言

特発性脊髄硬膜外血腫は本邦では比較的まれな疾患である．発症時に疼痛を伴うことが多く，片麻痺を呈する場合は脳卒中との鑑別に有効である．四肢麻痺を呈し，後遺することで重篤な転帰をたどるケースも報告されている．好発年齢は2峰性で，その発生機序はいまだ不明である．神経障害がある場合，以前は早期手術が推奨されていたが，脊柱管内での血腫移動などによると考えられる自然軽快例も多く，発症から数時間経過観察して治療方針を決定することが推奨されている[1]．

しかし，その治療適応や介入すべきタイミングについても，明確な指針は示されていない．渉猟したかぎりでは，今回の報告と同規模の単施設における治療方針が統一された経験症例の報告は，みられなかった．本稿では，当院で経験した症例をまとめ，その傾向と文献考察を踏まえ，外科的治療適応と介入タイミングについて検討する．

■ 方　法

2011〜2021年の期間で，湘南鎌倉総合病院にて特発性脊髄硬膜外血腫の診断を受け，入院加療された36例を対象として，年齢，性別，既往，抗血栓薬の有無，血腫部位と長さ，来院後のAmerican Spinal Injury Association（ASIA）Impairment Scale，治療方法，手術を施行した場合は発症から外科的治療までの時間タイミング，入退院時のManual Musele Testing（MMT）について検討した．外傷によるものは除いた．診断については，computed tomography（CT）（腎機能が問題なければ造影も検討）とmagnetic resonance imaging（MRI）（T1およびT2強調像，STIR）を用いた．当院では，①発症より6時間経過してもMMT3より低い麻痺がみられた症例，②6時間以内でも経過観察中に麻痺症状の増悪がみられた症例，③麻痺以外にも膀胱直腸障害を呈した場合は，手術適応と判断した．手術方法については，全身麻酔下に腹臥位で，血腫局在を考慮した後方アプローチ術で，顕微鏡下椎弓切除と可及的血腫除去とした．脊椎の固定術に関しては，初回は行わずに，術後不安定性が認められた症例には追加で施行する方針とした．非手術群と手術群を比較し，外科的治療を要する症例を予測するため，その関連因子について，また36例について予後を予測する因子がないか，χ^2検定，t検定を行った．さらに，手術群において手術のタイミングを含めた詳細な特徴を検討した．当院では，2週間程度での早期の歩行獲得が難しければ，リハビリテーション病院転院としており，手術症例において発症から手術までの時間とリハビリテーションを要したか否かの関連がないか，また全症例において転院を要したかに関連因子がないか，χ^2検定，t検定を用いて検討した．有意水準はp＜0.05とした．集積したデータについて，統計学的検討はSPSS（IBM Tokyo, Japan）を用いた．

■ 結　果

患者背景については男性15例，女性21例で，診断時の平均年齢は71.3歳（25〜91歳）であった．14例において高血圧もしくは心血管イベントの既往があり，10例が抗血栓薬を内服していた（**Table 1**）．血腫の発生部位は頸椎28例，胸椎7例，腰椎1例であった．血腫の長さは，最短は1椎間で，最長は12椎間，平均3.4椎間であった．認知機能の保たれている全例で発症時に疼痛の自覚があった．治療法は保存的治療が26例（以下，保存群），手術が10例（以下，手術群）であった．手術群の10例のうち，9例は来院時MMTが3より低く，1例は膀胱直腸障害を認め，方針が決定された．敗血症によって死亡した保存群の1例を除き，26例が自宅退院，9例がリハビリテーション病院転院となり，保存群と手術群ともに全例が最終的にMMT3以上で歩行可能となった．在院日数は保存群で平均13.1日，手術群で24.6日であった．手術群では，抗血栓薬内服は2例，高血圧併存例は6例であった．保存群では，抗血栓薬内服は8例，高血圧併存は8例であった．種々の検定を行ったが，36例の患者背景について手術の方針となる有意な因子は認められなかった．高齢でない女性，高血圧の既往があり，抗血栓薬内服のない，血腫の長い患者が手術群で多かったが，統計学的には有意差はなかった（**Table 1**）．

手術群の10例の特徴と治療成績を**Table 2**に示す．発症から手術までの平均時間は8.1時間で，経過観察中に症状の増悪を認めたため6時間以内に手術を施行した1例を除いて，その他は6時間を超えていた．敗血症で死亡した1例を除き，全例で当院退院もしくは転院時に

Table 1　Patient characteristics

	Conservative (n = 26)	Surgery (n = 10)	p-value t-test	χ²
Attributes				
Age	72.5 ± 13.6	67.9 ± 11.9	0.362	
Sex（male/female）	11/15	4/6		1.00
Past history, medication				
Hypertension, cardiovascular disease	8	6		0.285
Antithrombotic	8	2		0.689
Symptoms, hospital days, place of discharge				
Patients whose MMT was less than 3	9	9		0.003
Average length of hospital days	13.1 ± 7.59	24.6 ± 12.8	0.192	
Discharged home or nursing home	22	4		0.007

χ²：chi-square test, MMT：manual muscle testing

はMMT 3以上で，さらに全例で自宅退院もしくはリハビリテーション病院退院時にはMMT 3以上で歩行可能と成績は良好であった（**Table 2**）.

また，当院では歩行獲得までに，2週間程度を目安に，それ以上の時間を要する場合は，リハビリテーション病院へ転院としている．これらの症例の比較について**Table 3**に示す．手術症例において発症から手術開始までの時間は，転院を要したか否かには有意差を認めなかった．死亡例を除いた35例において，転院に関連した因子は発症時のMMTが2以下のみで，発症時の症状が重症なほど，回復には時間がかかる結果であった（**Table 3**）.　代表症例を**Fig. 1〜3**に別記する.

■ 考　察

今回，当施設のみで，統一された方針で治療された36例について検討した．渉猟したかぎりでは，治療方針が統一された同規模の文献はみられなかった．敗血症で死亡した1例を除き，すべての患者が歩行可能となった．**Table 4**に示すように，2編のsystematic reviewからは時間の幅が狭くなるが，当施設の方針と矛盾はせず，それに当てはまるように治療方針を決定した報告も全例が歩行可能となった．時間に基準を設けず，症状が増悪しているかを評価しない報告では，6例が歩行不能であった．このことから，先に述べた治療方針は妥当であると考えられる.

1　特発性脊髄硬膜外血腫について

発生頻度は年間10万人あたり0.1人と，きわめてまれであるとされている[2]．男女比は1.4：1と報告されているが[3]，今回の報告では1：1.4と女性に多い結果であった．好発年齢は20歳と70歳の2峰性のピークがあるとされるが[4]，20代の患者は1例（2.7%）のみで，平均年齢は71.2歳であった．出血源は脊髄外側を走行する硬膜外静脈叢と考えられ，左右どちらかから出血するため，血腫は片側性に出現することが多く，片麻痺を呈する頻度は30〜85.7%と高率である[5]．そのため，神経症状と頭部CTだけで診断すると，虚血性脳卒中と考えられることがあるが，多くの症例で疼痛を伴うため鑑別に有効である．今回検討した36例においても，全例で発症時に疼痛を伴っていた．血栓溶解療法を行う場合は，疼痛の有無を確認し，頚椎硬膜外血腫の可能性が考えられれば，画像検査により必ず否定する必要がある.

発生の関連因子としては，抗血栓薬の服用や高血圧の既往，妊娠などが報告されている[6]．抗血栓薬の服用や高血圧の既往があれば，凝固線溶系の異常や動脈硬化によって出血をきたしやすいであろう．妊娠中は，凝固亢進状態にあるが，エストロゲン上昇による血管脆弱性や，分娩に際しての怒責や子宮による圧迫・静脈うっ滞が特発性硬膜外血腫発生の誘因と考えられている[7]．今回検討した症例では，抗血栓薬が10例（27.8%）で内服されており，高血圧を合併していたのは14例（38.9%）であった．妊娠に関連したと考えられる症例はなかった.

好発部位は，C6, T12背側と報告されており[8,9]，動的な負荷のかかりやすさから血管拡大をきたしていること，また静脈圧が上昇しやすいことなどが考察されている[10]．また，脊髄高位において，今回の症例では，25例（69.4%）がC6（16例）もしくはT12（9例）に血腫を認めており，過去の報告の傾向と同様であった．今回検討した症例では，脊髄背側に血腫が存在したのが35例で，腹側が1例であった．症例提示した患者では脊髄腹側に血腫を認めているが，昆ら[11]の報告ではその割合は2.5%と比較的まれであるとされている．なお，臨床症状に違いはなく，椎弓切除による後方の減圧のみでも良好な予後が期待できるとされている.

2　血腫の分布と症状や予後との関連について

野口ら[12]の29例の検討からは，血腫がT7より尾側に

Table 2　Characteristics, treatment, and outcomes of surgical patients

	Age	Sex	Pre-illness ADL (AIS)	AIS at admission	MMT at admission	Past history	Antithrombotic drug	Site of hematoma	Location of hematoma	Pain at onset	Symptom	Motor disorders	Sensory disorders	Surgical site	Time from onset to surgery	Period of hospitalization (days)	AIS at discharge	MMT at discharge	Discharge or transfer
1	69	M	E	A	0	Hypertension	Aspirin	Dorsal	C4-6	+	Unknown	+	+	C3-6	6	10	D	4	Discharge
2	70	F	E	B	0	Ablation for atrial fibrillation	None	Left dorsal	C2-6	+	Tetraplegia	+	–	C2-6	7	9	E	5	Discharge
3	82	F	D	C	2	Aortic dissection, hypertension	None	Dorsal	T12-L3	+	Paraplegia	+	–	T12-L2	6	43	A	3	Transfer
4	80	F	E	C	1	None	None	Right dorsal	C6-T3	+	Paraplegia	+	+	C5-T2	7	41	D	3	Transfer
5	68	M	E	C	1	Hyperuricemia	None	Right dorsal	T9-L1	+	Paraplegia	+	+	T9-L1	5	29	D	3	Transfer
6	80	M	E	B	0	Angina pectoris, hypertension	DAPT	Left dorsal	C2-4	+	Right hemiplegia	+	+	C2-4	8	38	D	4	Transfer
7	49	M	E	C	1	Diabetes, hypertension	None	Dorsal	T7-8	+	Paraplegia	+	+	T7-8	14.5	29	D	4	Transfer
8	76	F	E	D	5	Hypertension	None	Dorsal	C2-T3	+	Bladder disorders	–	+	C2-7	7	11	D	4	Discharge
9	48	F	E	C	2	Hypertension	None	Left dorsal	L3-5	+	Left hemiplegia	+	+	L3-T1	8.5	11	E	5	Discharge
10	57	F	E	C	1	None	None	Ventral	C7-T12	+	Tetraplegia	+	+	C7-T3	12	25	C	2	Transfer

AIS：ASIA Impairment Scale, MMT：Manual Muscle Testing, M：male, F：female, C：cervical spine, T：thoracic spine, L：lumbar spine, DAPT：dual anti-platelet therapy

Table 3 Risk factors requiring transfer to another hospital

	Discharge	Transfer	p-value t-test	χ^2
All cases	26	9		
Age	70.7±14.1	71.1±12.1	0.937	
Sex (male/female)	12/14	3/6		0.7
Hypertension, cardiovascular disease	10	4		1.00
Antithrombotic	8	1		0.391
Patients whose MMT was less than 3	9	8		0.007
Operation cases	4	6		
Time from onset to surgery	7.12±1.03	8.75±3.71	0.426	

χ^2：chi-square test，MMT：manual muscle testing

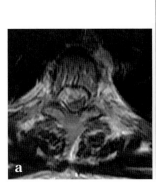
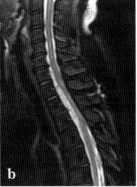

Fig. 1
57-year-old female. On standing and raising her hand, the patient immediately had severe back pain. Manual muscle testing (MMT) by a previous physician revealed Grade 2/3 in both upper extremities, MMT Grade 1 in both lower extremities, and sensory loss below T5. Cervical and thoracic spine magnetic resonance imaging (MRI) (T2-weighted images, a：axial, b：sagittal) shows a hematoma in the spinal canal at C7-T2.

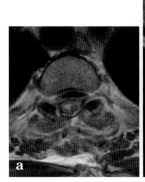
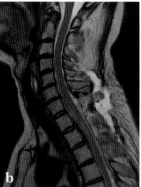

Fig. 2
The patient was transferred to our hospital 10 hours post-onset. Twelve hours post-onset of symptoms, posterior decompression by laminectomy was performed. C7-T2 laminectomy and possible ventral hematoma removal were performed. Post-operative magnetic resonance imaging (MRI) (T2-weighted images, a：axial, b：sagittal) show a hematoma on the ventral side and resected vertebral arch. Immediately post-surgery, the patient showed improvement in the sensations of warmth, pain, and touch below T5.

進展している症例において運動機能障害が残存しやすいことが報告されている．新谷ら[13]は，5椎体間以上に及ぶ血腫は予後不良と報告している．今回9例においてT7より尾側に血腫を認め，そのうち5例が手術となった．保存群の血腫の長さ（平均3.03椎体間）は，手術群（平均4.20椎体間）に比べ短かったが，手術の要否に関しては有意な差は示せなかった．血腫の長さよりも，椎体内でどれだけ血腫が脊髄を圧迫しているかや，その椎体レベルでの血腫量が症状と関係していることが考えられた．血腫と脊柱管前後径の比が60％以上の場合において麻痺残存が有意に多かったと報告されている[12]．高齢でない女性，高血圧の既往があり，抗血栓薬内服のない，血腫の長い患者が手術群で多かった．その要因として，ADLが保たれており，抗血栓薬内服がない症例のほうが手術を選択されやすく，高血圧の既往がある症例のほう

が，動脈硬化性変化によって血管が脆弱化して多量の出血をきたしやすかったことが考えられた．

3 外科的治療介入のタイミングについて

文献を渉猟すると，発症より6時間までの症状により手術介入の要否を決定するという報告が散見された[14〜17]．Groenら[4]は，不全麻痺の場合は48時間以内に，完全麻痺の場合は36時間以内ならば予後改善が期待できると述べている．さらに，武者ら[18]からは，より時間の幅は狭く，発症より15時間まで経過を待ち，24時間以内に手術介入を検討するという報告もみられた．発症から手術までの時間を短くするほど成績がよかったという報告は，渉猟したかぎりではみられなかった．しかし，池上ら[1]は，術前までに完全麻痺であった症例で，術後に歩行可能な改善を認めた症例はいずれも症状完成後から10時間以内に介入をしており，それ以上を要した

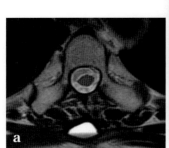
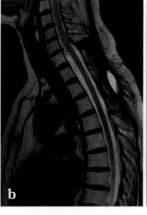
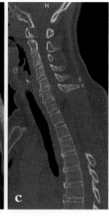

Fig. 3
No obvious abnormal vessels were noted on post-operative contrast-enhanced computed tomography (CT) as well as on surgical findings. On post-operative day 24, manual muscle testing (MMT) of the lower limb improved to Grade 3/4, and the patient was transferred to a rehabilitation hospital. Five months post-onset, MMT of the lower limbs improved to Grade 4＋/4＋, and the patient was able to walk and return to work. Magnetic resonance imaging (MRI) (T2-weighted images, a：axial, b：sagittal) and CT (c：sagittal) shows no hematoma in the spinal canal or spinal instability.

Table 4 Literature review table

Reference	Location, year	Sample	Source	Method	Result or conclusion
Groen, 1996[14]	International, 1897〜1994	333 cases (327 surgical cases), systematic review	Neurosurgery	Systematic review	In complete preoperative sensorimotor loss, surgery in ≦ 36 hours correlated with favorable outcome；in incomplete preoperative sensorimotor deficit, favorable outcome correlated with surgery in ≦ 48 hours
Musha, 2015[18]	Japan, 1984〜2013	121 cases (62 conservative, 59 surgical cases), systematic review	Spinal Surgery	Systematic review	Signs of recovery should be observed for up to 15 hours from the onset of paralysis. If the possibility of non-surgical complete recovery is low, then a switch to surgery should be made within 24 hours
Yoshimatsu, 2009[17]	Fukuoka, Japan, N/A	4 cases (2 conservative, 2 surgical cases), single institution	整形外科と災害外科	Two conservative cases showed symptom improvement within 2.5 hours, while two operative cases showed no improvement even after more than 15 hours	All patients were able to walk. The percentage of early symptom improvement within 6 hours from onset is high on non-operative treatment
Yoshihara, 2016[16]	Saga, Japan, N/A	3 cases (1 conservative, 2 surgical cases), single institution	整形外科と災害外科	Decide on surgery for cases with an MMT less than 3 6 hours from the onset or worsening of symptoms	All patients were able to walk. Complete paralyzed cases with spontaneous recovery tended to show improvement in paralysis within 6 hours
Ikegami, 2016[1]	Niigata, Japan, 2007〜2012	27 cases (12 conservative, 15 surgical cases), single institution	日本救急医学会雑誌	MMT less than 3 at presentation underwent surgery without any time restriction	21 cases were able to walk at the time of discharge
Present study	Kanagawa, Japan, 2011〜2021	36 cases (26 conservative, 10 surgical cases), single institution	Spinal Surgery	Decide on surgery for cases with an MMT less than 3 6 hours from the onset, worsening of symptoms within 6 hours or with bladder and rectal disorder	All patients were able to walk

例では歩行可能なほどの改善は認めなかったと述べている．今回検討した症例でも，症状完成より10時間以上経過して手術介入をして改善をしたのは，不完全麻痺の症例であった．ただし，発症から手術までの時間と歩行機能回復までに時間を要しリハビリテーション病院への転院となったかに関しては，有意な関連は指摘できず，発症から手術までの時間は，5〜14.5時間の幅の間では短いほど良好な転帰となることは示せなかった．

これらから，著者らは脊髄硬膜外血腫の手術適応について，手術の準備を行いつつ発症から6時間は経過観察を行い，症状の増悪を認める場合もしくは6時間経過観察後もMMT 3よりも低い場合と考えている．また，完全麻痺であっても，発症から24時間以内であれば手術の妥当性があるが，症状完成から10時間以内の介入が理想と考えられる．この手術適応の判断によって，この10年で経験した36例のうち，死亡した1例を除き，全例がMMT 3以上に改善し，歩行可能となっている．

■ 結 語

当院における特発性脊髄硬膜外血腫の症例について，統一された治療方針と手技により管理し，それを観察し，文献的考察を含め検討した．手術の要否とその介入のタイミングについては，経過と症状より慎重に検討されるべきである．発症より6時間は，保存加療による症状改善を期待し，MMT 3以上の改善がみられないか，もしくは症状が増悪する場合，膀胱直腸障害を呈している場合は，手術介入をすることは妥当と考えられた．また，完全麻痺の場合は，発症24時間以内であれば手術介入は妥当だが，症状完成から10時間以内の手術介入が理想と考えられる．

本研究は第81回日本脳神経外科学会総会にて発表しました．

利益相反開示

著者全員は，日本脳神経外科学会へ過去3年間のCOI自己申告を完了しています．本論文については，開示すべきCOIはございません．

倫理性，個人情報

本論文は徳洲会共同倫理審査委員会の審査を受けております．後ろ向き研究で非侵襲的かつ個人を特定できるデータを用いないためインフォームドコンセントは免除されました．審査番号（承認番号）TGE01952-024.

文 献

1) 池上かおり，井ノ上幸典，宮島 衛，他：特発性脊髄硬膜外血腫の急性期診断と治療方針に関する臨床的検討．日救医会誌 **27**：107-113，2016
2) Holtås S, Heiling M, Lönntoft M：Spontaneous spinal epidural hematoma：findings at MR imaging and clinical correlation. *Radiology* **199**：409-413, 1996
3) 小山素磨，半田 寛，相井平八郎：脊髄硬膜外出血．脊椎脊髄 **3**：761-767，1990
4) Groen RJ, Ponssen H：The spontaneous spinal epidural hematoma. A study of the etiology. *J Neurol Sci* **98**：121-138, 1990
5) 中村直人，高石吉将，荒井 篤，他：特発性硬膜外血腫の臨床診断と治療方針．脊髄外科 **32**：306-310，2018
6) 原 直之，大隣辰哉，西原伸治，他：特発性脊髄硬膜外血腫の16症例の臨床分析—脳卒中との類似点を中心に．臨床神経 **54**：395-402，2014
7) 天野麻子，満瀬哲郎，橋口清明，他：自然分娩後の脊髄硬膜外血腫で対麻痺をきたした1例．日臨麻会誌 **24**：132-135，2004
8) Gala FB, Aswani Y：Imaging in spinal posterior epidural space lesions：a pictorial essay. *Indian J Radiol Imaging* **26**：299-315, 2016
9) Gopalkrishnan CV, Dhakoji A, Nair S：Spontaneous cervical epidural hematoma of idiopathic etiology：case report and review of literature. *J Spinal Cord Med* **35**：113-117, 2012
10) Kaplan LI, Denker PG：Acute nontraumatic spinal epidural hemorrhage. *Am J Surg* **78**：356-361, 1949
11) 昆 博之，府川 修，増山祥二，他：特発性頚膜腹側急性硬膜外血腫の1手術例．日救医会誌 **9**：8-13，1998
12) 野口智幸，小栗修一，山口俊博，他：非外傷性脊髄硬膜外血腫の6例—画像所見と予後との対比．日本医放会誌 **63**：385-389，2003
13) 新谷りょう介，上野正喜，高橋 理，他：特発性脊髄硬膜外血腫に対する手術療法の予後予測指標．東日本整災会誌 **25**：37-42，2013
14) Groen RJ, van Alphen HA：Operative treatment of spontaneous spinal epidural hematomas：a study of the factors determining postoperative outcome. *Neurosurgery* **39**：494-508, 1996
15) 田中雅人：保存的治療にて軽快した脊髄硬膜外血腫の1例．整形外科 **46**：1525-1527，1995
16) 吉原智仁，森本忠嗣，塚本正紹，他：当科で経験した脊髄硬膜外血腫の3例．整外と災外 **65**：845-548，2016
17) 吉松弘喜，脇岡 徹，吉田健治：頚椎に生じた特発性脊髄硬膜外血腫の経験．整外と災外 **58**：237-240，2009
18) 武者芳朗，伊藤圭介，砂川隆英，他：急性脊髄硬膜外血腫に対する保存療法の適応と手術移行時期．脊髄外科 **29**：310-314，2015

症例報告 ● Case Report

頚椎前方除圧固定術後にせん妄を契機とした後咽頭血腫に よる急性気道閉塞をきたした 1 例

A Case of Acute Airway Obstruction Due to Retropharyngeal Hematoma Triggered by Delirium after Anterior Cervical Decompression and Fusion

小 林 和 貴　　吉 村 政 樹

Kazuki Kobayashi, M.D., Masaki Yoshimura, M.D.

Abstract

Case presentation：A 49-year-old male with claustrophobia presented with numbness in his left upper extremity and weakness in both lower extremities following a fall. Proximal muscle weakness in the lower extremities, sensory insensitivity in both fingers, and the area up to T10 were also observed. Cervical spine computed tomography（CT）revealed osteophytes at the C5/6 level, while magnetic resonance imaging（MRI）confirmed a C5/6 disc herniation. The diagnosis was cervical spondylotic myelopathy with a herniated disc, leading to the decision of performing C5/6 standalone anterior cervical decompression and fusion（ACDF）. Hemostasis was confirmed during the procedure. Immediately after extubation, the patient experienced discomfort, feeling hot and panic, and attempted to remove the neck collar by violently moving the neck. Approximately 3 h later, the patient experienced respiratory distress and went into cardiopulmonary arrest. Tracheal intubation was performed swiftly without opening the wound, and the patient regained consciousness. CT confirmed the presence of a hematoma extending from the retropharyngeal space to the front of the neck along with tracheal deviation. The patient was conservatively managed while intubated and sedated and was successfully extubated on the 6th day. The patient was discharged without any dysphagia or neurological deficits.

Conclusions：Postoperative bleeding observed after ACDF may have been caused by violent body movements immediately after surgery. Claustrophobia may be a risk factor for delirium immediately after cervical spine surgery using neck collars. Attention should be paid to psychiatric disorders such as claustrophobia as potential risk factors.

（Received：August 10, 2023；accepted：October 21, 2024）

Key words

anterior cervical decompression and fusion, retropharyngeal hematoma, acute airway obstruction, mental disorder

---

■ 緒　言

前頚部術後の急性気道閉塞（acute airway obstruction：AAO）は，生命に危険が及ぶ重篤な合併症であり，早期の発見と治療が重要である[1~6]．AAO の発生率は，頚椎前方除圧固定術（anterior cervical decompression and fusion：ACDF）術後では 0.2～1.9％，前頚部手術後では 0.4～1.2％と報告されている[3,5]．術後の AAO に対する治

八尾徳洲会総合病院脳神経外科／Department of Neurosurgery, Yao Tokushukai General Hospital
連絡先：〒581-0011 八尾市若草町 1-17　八尾徳洲会総合病院脳神経外科　小林和貴〔Address reprint requests to：Kazuki Kobayashi, M.D., Department of Neurosurgery, Yao Tokushukai General Hospital, 1-17 Wakakusa-cho, Yao-shi, Osaka 581-0011, Japan〕

療としては，早急な気道確保が最優先であり，経口挿管が困難な例では，再開創による血腫除去や気管切開術が考慮される[7~11]．通常，血腫は2~4週間程度で自然吸収されるが，血腫除去の必要性や，抜管のタイミングなどに関する一定の見解は得られておらず[12~14]．AAOを予防する対策についても，翌日まで鎮静を行う[15]とする施設もあるが，統一された見解ではない．ACDF後にAAOをきたすリスク因子としては，長時間手術，広範囲手術，術中多量出血，凝固障害/抗凝固薬，併存疾患，高齢，男性などが挙げられている[4~6]が，過去に閉所恐怖症に起因したとされるAAOの報告はない．今回，閉所恐怖症に起因したと考えられる激しい体動を契機に術後出血をきたし，AAOにいたった1例を経験したので，その原因と対策について考察する．

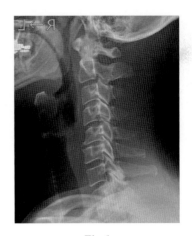

Fig. 1
Preoperative cervical X-ray showing loss of lordosis and osteophyte at the C5/6 level.

症 例

患者：49歳，男性．
主訴：左上肢のしびれ，両下肢の筋力低下．
既往歴：緑内障，閉所恐怖症．
内服歴：定期内服薬なし．
職業：地下鉄の運転士．
喫煙歴：なし．
身長：166 cm．
体重：63 kg．
現病歴：受診2カ月前に，駅の階段を降りる際に転倒したのをきっかけに，左上肢のしびれ，両下肢の筋力低下を自覚するようになり，その後，徐々に階段昇降や歩行が困難になり，日常生活に支障が出たため受診した．
身体所見：運動機能は，両上肢は筋力低下なく，左腸腰筋，左大腿四頭筋，左大腿二頭筋はManual Muscle Testing（MMT）4レベルの筋力低下を認めた．感覚機能は，触圧覚，温痛覚ともに，C7レベル以下の知覚鈍麻を認めた．深部感覚低下は認めず，Romberg試験は陰性であった．
検査所見：血液生化学・凝固能検査では，特記すべき異常は認めなかった．頸椎X線単純撮影（**Fig. 1**）では，前弯の消失を示し，頸椎の不安定性は認めず，C5/6レベルに骨棘を認めた．頸椎CT（**Fig. 2**）でも，同様にC5/6レベルに骨棘を認めた．頸椎MRI（**Fig. 3**）では，C5/6に頸椎椎間板ヘルニアを認め，T2強調像で髄内高信号を伴っていた．以上の所見から，C5/6の椎間板ヘルニアの診断で，ACDFを行う方針となった．
手術内容：手術は朝9時台に入室して行った．左胸鎖乳突筋前縁から正中を5mm超える約5cmの横切開で広頸筋を切断し，胸鎖乳突筋前縁を展開し，胸骨舌骨筋の上縁で用手的に深部に進入して椎体を触知した．深頸筋膜を食道側に残すように筋鉤を用いて展開し，椎体前面を露出させた．ここまでの操作で，動脈は露出せず，特に出血はなかった．頸長筋を剝離する際に骨からの出血を認めたが，骨蠟にて止血した．頸長筋に開創器をかけ，C5/6椎間板の摘出，鉤突起内側の骨削除を行いつつ，椎体刺入型の椎体スプレッダを用いて椎間を広げ，椎体後面の骨棘の削除，肥厚した線維輪の削除，後縦靱帯下突出型のヘルニアの除去を行った．この際に骨および硬膜外静脈叢からの出血をみたが，骨蠟およびコラーゲン使用吸収性局所止血剤（アビテン，ゼリア新薬工業，東京）で止血した．ROI-C®（ジンヴィ・ジャパン，東京）を用いて椎体間固定を行った．スプレッダ抜去後の骨孔にも骨蠟を使用して止血した．開創器を除去してから，術野を洗浄しつつ出血がないことを確認した．ドレーンチューブを筋層下に挿入し，頸筋膜と広頸筋を3-0 polydioxanone（PDS）縫合糸で，皮下を4-0 PDS縫合糸で縫合し，表皮は皮膚接合用テープ（ステリストリップ™，スリーエムジャパン，東京）で固定した．手術時間は2時間50分，出血量は50 mlであった．開創器の使用時間は90分であった．
術中麻酔：麻酔科医により，導入時はプロポフォール，セボフルラン，レミフェンタニルを投与し鎮静を行い，筋弛緩にはロクロニウムを投与，維持はセボフルラン，レミフェンタニルの持続投与を行った．レミフェンタニルを含め，使用薬剤の用量は，添付文書どおりの適正使用であった．
術後経過：麻酔覚醒は良好で，抜管は問題なく施行で

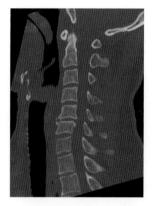

Fig. 2
Preoperative computed tomography (CT) scan revealing an osteophyte at the C5/6 level.

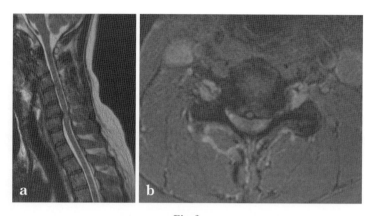

Fig. 3
Preoperative magnetic resonance imaging (MRI) sagittal (a) and axial (b) images displaying cervical disc herniation at the C5/6 level. The T2-weighted image exhibits intramedullary hyperintensity at the C5/6 level.

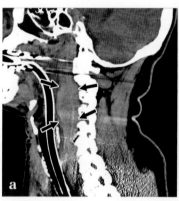

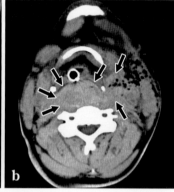

Fig. 4
Enhanced computed tomography (CT) sagittal (a) and axial (b) images at approximately the C4 level after reintubation demonstrate tracheal deviation and a hematoma extending from the retropharyngeal space to the anterior left neck, spanning from the C1-2 level to the T2 level. Arrows indicate the margin of the hematoma.

きたが，直後から「熱い熱い」と繰り返し訴え，落ち着くよう呼びかけても，パニックを起こしたように装着したネックカラーをはずそうとし，大きく首を左右に動かし安静を保てない状況であったため，ハロペリドールを投与しハイケアユニットに帰室させた．帰室後も体動は強く，熱いなどという訴えに対し，扇風機や氷で冷やしてなんとか安静を保つことができるようになった．血圧は140/94 mmHg前後で推移していた．術後3時間経過した際に，痰が出しにくいため吸引してほしいとの訴えがあり，吸引を施行した．このときは酸素飽和度（SpO₂）の低下はなかった．その15分後には，息ができないとの訴えがあり，SpO₂が40％台まで低下し，続いて心肺停止状態となったため，集中治療部医師が対応して胸骨圧迫を開始し，気道確保のため経口挿管を行った．この際，舌の肥大はあったが，気管の狭窄は特に認めなかったとのことであった．挿管後に心拍が再開し（心停止時間6分），四肢を激しく動かしたため抑制を要した．頸部を確認すると，皮下出血を伴う頸部腫脹を認めた．ドレーン排液は術後ほぼ出ていなかった．CTを撮影したところ

（Fig. 4），矢印で示したように椎体前面の血腫がC1-T1レベルまで及んでおり，最も厚いのはC3/4レベルであった．この血腫により，下咽頭レベルで気道狭窄をきたしたものと考えられた．椎体前面の血腫は，C5-6レベルで手術アプローチ部位の血腫と連続していた．出血点は不明であったが，早期に気道確保が得られ，鎮静と血圧コントロールが行いやすくなったため，血腫除去は行わず，さらに気道狭窄をきたす血腫増大があれば血腫除去を行う方針とした．翌日の造影CTでは，血腫は増大せず，血管外漏出や仮性動脈瘤を認めなかった．止血が得られていると判断し，挿管鎮静管理を継続した．X線単純撮影側面像（Fig. 5）による後咽頭前後径（両矢印）の経時的評価や，喉頭ファイバースコープ，気管支鏡での観察を繰り返し，喉頭浮腫の軽減，後咽頭腫脹の軽減を確認した．気道浮腫軽減のため，抜管前にステロイドとしてメチルプレドニゾロン40 mgを6時間ごとに間欠的に4回投与し，再挿管や輪状甲状靭帯切開の準備，さらに安静を保つためにハロペリドールなどを投与したうえで，術後6日目に抜管した．抜管後は，覚醒良好で，

気道のトラブルはなく，経口摂取が可能であった．新規の神経学的脱落所見や嚥下困難はなく，リハビリテーションを行ったうえ，術後13日目に自宅退院した．

考 察

AAOの危険因子については，GerasimovらやEpsteinらが長時間手術，広範囲手術，術中多量出血，凝固障害/抗凝固薬，併存疾患，高齢，男性などを挙げている[4,5]．創部ドレーンの配置は，術後血腫を予防しなかったとの報告もある[6]．

AAOにおける注意点は，喉頭粘膜浮腫により気道狭窄が進行しても，急変直前までSpO_2は低下しないことである．気道狭窄が生じていても呼吸回数で代償している間は，血中酸素の取り込みは維持されるため，気道狭窄が進行するまではSpO_2は低下しない．呼吸回数の増加や頸部聴診で喘鳴や狭窄音の有無も併せて観察することが提言されている[7]．AAO時の対応では，第一に気道を確保することが重要である．気道狭窄が高度でない場合には，気管内挿管がよいとされてきた[8]が，挿管操作によって血腫を破裂させたり助長する危険性を孕む[4]．ビデオ喉頭鏡の1つであるエアウェイスコープ®は，頸椎の過伸展を最小限にし，確実に気道確保が可能だとしている[9]．気管支ファイバー下での気管内挿管の報告もある[10]．キットを用いて経皮的に穿刺する経皮的輪状甲状靭帯切開術では，気管偏位などのために気道確保が困難な場合があり，そうした例では，外科的に切開して行う外科的輪状甲状靭帯切開術が気道を再確保するのに効果的な手段であるとしている[11]．また，日本医療安全調査機構の提言によると，頸部手術に起因した気道閉塞においては，静脈還流障害を伴う喉頭浮腫により気道狭窄が進行した場合は気管内挿管が困難なことが多く，術後の場合は抜糸だけで開創可能であり，頸部術後で窒息して死に至りそうな場合には，即開創し可能なかぎり血腫除去を行うことが気道確保の意義で望ましいとされる[7]．本症例でも，再開創による血腫除去を行うべきであったという意見も考えられるが，即座に気管内挿管が可能であり，血腫の急速な増大もなかったことから，保存的加療のみで治癒することができた．ただし，出血点を同定できていないという点は，原因の考察に関して説得力を欠くこととなった．

以下，術後に後咽頭血腫にいたった出血原因を考える．出血原因については，開創を行っていないため，推測の域は出ないが，出血にいたった危険因子として最も考えられるのが，術直後の激しい体動である．術直後の

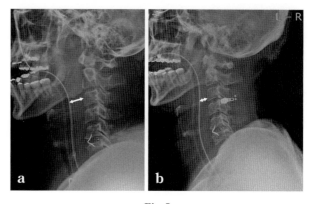

Fig. 5
Sagittal image of cervical X-ray immediately after reintubation (**a**) and on postoperative day 6 (**b**). Double-headed arrows indicate the anteroposterior diameter of the retropharyngeal space.

ネックカラーの閉塞感により，持病の閉所恐怖症が起因してパニックに陥った可能性を考えた．国際疾病分類第10版（ICD-10）には，コードF402で閉所恐怖症が存在する．頸椎手術にあたっては，患者に関連する危険因子として，閉所恐怖症，広義な意味での精神疾患の既往を含める必要があるかもしれない．出血点については，再開創していないので正確なことはわからないが，CTの評価で血腫の存在部位は気管外側が中心であり，硬膜外スペースには血腫を認めなかったため，出血点は硬膜外静脈叢ではなく，手術におけるアプローチルートのどこかであると考える．術中，特に動脈の切断はしていないが，細い動脈が切れて術中は止血されていた可能性は否定できないため，出血は動脈性と静脈性のどちらの可能性もある．激しい体動から想定されるのは，軟部組織での体動による出血，またはドレーンチューブによる外傷や筋層レベルでの縫合糸による組織へのダメージであり，さらに激しく「いきむ」状態もあったため，胸腔内圧の上昇と静脈性出血の助長も想定される．

以上から，おそらく術直後に激しい体動をきたしたために生じたアプローチルート上の出血性合併症であったと考え，閉所恐怖症を背景とした麻酔覚醒時のせん妄状態が関与したものであったと考えた．当院では，以前から高齢男性など術後せん妄リスクが高そうな患者には，麻酔科と相談のうえ，抜管前にハロペリドールを投与するよう対策をとっていたが，本症例を経験して以降は，頸椎手術においては術後にネックカラーを使用する必要があるため，「閉所恐怖症」も術後せん妄リスク患者と考え，若年者であっても麻酔科と相談のうえ，抜管前にハロペリドールを投与するよう対策を変更している．さらに，気道閉塞の徴候の有無に十分注意を払い，緊急気管

切開セットを病棟に常備するなど，気道閉塞時に迅速な気道確保ができる物品や体制を日頃から整え，スタッフ間で認識を共有している．

結　語

ACDF術後3時間で気道閉塞をきたした後咽頭血腫の1例を経験した．本症例では，術直後の患者の激しい体動が出血を助長させた可能性を考えた．閉所恐怖症を含めた精神疾患を有する患者も，危険因子があるとして注意を払う必要がある．

利益相反開示
著者全員は，本論文に関連し，開示すべきCOIはありません．

倫理性，個人情報
本症例は，症例報告にあたり患者に同意を得ております．

文　献

1) Song KJ, Choi BW, Lee DH, et al：Acute airway obstruction due to postoperative retropharyngeal hematoma after anterior cervical fusion：a retrospective analysis. *J Orthop Surg Res* **12**：19, 2017
2) 藤原良平，寺尾恭一，森川大樹，他：咽頭後間隙血腫の2例．頭頚部外科 **24**：161-167，2014
3) Palumbo MA, Aidlen JP, Daniels AH, et al：Airway compromise due to wound hematoma following anterior cervical spine surgery. *Open Orthop J* **6**：108-113, 2012
4) Sagi HC, Beutler W, Carroll E, et al：Airway complications associated with surgery on the anterior cervical spine. *Spine* **27**：949-953, 2002
5) Epstein N：Frequency, recognition, and management of postoperative hematomas following anterior cervical spine surgery：A review. *Surg Neurol Int* **11**：356, 2020
6) Boudissa M, Lebecque J, Boissiere L, et al：Early reintervention after anterior cervical spine surgery：Epidemiology and risk factors：A case-control study. *Orthop Traumatol Surg Res* **102**：485-488, 2016
7) 日本医療安全調査機構医療事故調査・支援センター：頚部手術に起因した気道閉塞に係る死亡事例の分析．医療事故の再発防止に向けた提言，第16号，2022
8) Gooder P, Henry R：Impending asphyxia induced by anticoagulant therapy. *J Laryngol Otol* **94**：347-352, 1980
9) 小山淳一，瀬口達也，岩下具美，他：エアウェイスコープ®を用いた頚椎疾患患者の気管挿管．Neurosurg Emerg **12**：26-30，2007
10) 宇佐美哲郎，廣田哲也，矢田憲孝：軽微な頭部外傷を契機に発症した後咽頭間隙血腫の1例．日臨救医誌 **16**：146-151，2013
11) Gerasimov M, Lee B, Bittner EA, et al：Postoperative anterior neck hematoma（ANH）：timely intervention is vital. *The Official Journal of The Anesthesia Patient Safety Foundation* **36**：44-47, 2021
12) 宮本和幸，福田賢一郎，中島靖浩，他：受傷13時間後から気道狭窄を来した遅発性後咽頭間隙血腫の1例．日救医会誌 **30**：20-25，2019
13) 村井紀彦，佐藤宏昭，棚本洋文：咽後間隙血腫の2症例．日気食会報 **46**：323-327，1995
14) 田中真生，米満尚史，川副　友，他：頭頚部外傷後の咽頭後間隙血腫により上気道狭窄を来した2例．日救医会誌 **25**：119-124，2014
15) Terao Y, Ichinomiya T, Higashijima U, et al：Comparison between propofol and dexmedetomidine in postoperative sedation after extensive cervical spine surgery. *J Anesth* **26**：179-186, 2012

症例報告 ● Case Report

腰椎後方除圧術後にみられた総腓骨神経障害に対して
外科手術が奏効した 4 例

Experience of 4 Cases of Successful Surgery in Common Peroneal Neuropathy after Posterior Lumbar Decompression Surgery

入江 由希乃[*1]　松本 順太郎[*2]　福 本 博 順[*3]　小 林 広 昌[*3]　安 部　洋[*3]

Yukino Irie, M.D.[*1], Juntaro Matsumoto, M.D., Ph.D.[*2], Hironori Fukumoto, M.D., Ph.D.[*3],

Hiromasa Kobayashi, M.D., Ph.D.[*3], Hiroshi Abe, M.D., Ph.D.[*3]

Abstract

Introduction：Strangulated common peroneal neuropathy is a well-known cause of foot drop. However, it can also present solely with pain and numbness in the area of the common peroneal nerve, necessitating differentiation from lumbar degenerative diseases. Additionally, it has also been reported to occur after lumbar spinal surgery and may cause failed back surgery syndrome（FBSS）. We treated four patients diagnosed with common peroneal neuropathy due to residual or new symptoms in the lower leg following posterior lumbar decompression surgery. All patients underwent common peroneal nerve neurolysis（CPNN）under local anesthesia. Herein, we report our experience with these cases.

Case Presentation：Case 1：An 80-year-old man diagnosed with lumbar spinal canal stenosis（L4/5）developed pain and numbness in the right lower leg approximately 3 months after surgery, despite initial symptoms improvement. No motor paralysis was observed. CPNN was performed, and the patient recovered well.

Case 2：A 74-year-old man with left L5/S1 disc herniation presented with pain in the dorsal aspect of the left lower extremity for which he underwent herniectomy. His postoperative symptoms initially improved；however, 4 months later, he developed pain in the left lower leg and foot drop and underwent CPNN. Postoperatively, the pain and foot drop improved, but motor palsy persisted, with an Manual Muscle Testing（MMT）4.

Case 3：An 81-year-old woman underwent posterior decompression surgery for lumbar spinal canal stenosis（L4/5）. She experienced residual pain and numbness in her lower leg after the surgery and was diagnosed with common peroneal neuropathy. Her pain was rated 7 on the Numerical Rating Scale（NRS）, with no evidence of motor palsy. CPNN was performed and her symptoms improved.

Case 4：An 84-year-old woman diagnosed with lumbar spinal canal stenosis（L3/4, 4/5）underwent posterior lumbar decompression surgery. Two years later, pain and numbness developed in the right lower leg. She exhibited tibialis anterior motor palsy with MMT 4. CPNN was performed, resulting in postoperative symptoms improvement.

Conclusion：Four cases of common peroneal neuropathy with residual or new-onset pain and numbness in the lateral leg after lumbar spinal canal stenosis and lumbar disc herniation were reported. CPNN improved pain and numbness in all patients. All patients exhibited tenderness of the

---

[*1] 白十字病院脳神経外科／Department of Neurosurgery, Fukuoka Hakujyuji Hospital
連絡先：〒819-8611 福岡市西区石丸 3-3-9　白十字病院脳神経外科　入江由希乃〔Address reprint requests to：Yukino Irie, M.D., Department of Neurosurgery, Fukuoka Hakujyuji Hospital, 3-3-9 Ishimaru, Nishi-ku, Fukuoka-shi, Fukuoka 819-8611, Japan〕
[*2] 松本病院脳神経外科／Department of Neurosurgery, Matsumoto Hospital
[*3] 福岡大学医学部脳神経外科／Department of Neurosurgery, Faculty of Medicine, Fukuoka University

common peroneal nerve at the peroneal head and Tinel-like signs, which were useful for diagnosis. Accurate diagnosis and surgical intervention are expected to improve patient outcomes.

（Received：June 4, 2024；accepted：October 16, 2024）

Key words
common peroneal neuropathy, posterior lumbar decompression surgery, failed back surgery syndrome

■ 緒 言

絞扼性総腓骨神経障害は，一般的に下垂足の原因として認知されている．しかし，総腓骨神経領域（おもに下腿の外側から足背部にかけて）の疼痛，しびれのみで発症することもあり[1~4]，腰椎変性疾患との鑑別が必要になることがある．また，腰椎術後に発症することもあり，failed back surgery syndrome（FBSS）の一因になり得ることも報告されている[5,6]．2018年10月～2021年12月の間に，筆者らの所属する福岡大学病院脳神経外科もしくは松本病院脳神経外科で，腰部脊柱管狭窄症や腰椎椎間板ヘルニアなどの腰椎変性疾患に対して，初回の腰椎後方除圧術を施行した症例は，62例であった．その中で，腰椎後方除圧術の術後に下腿の症状が残存，もしくは新たに出現し，総腓骨神経障害と診断した症例が4例あり，手術加療を行った．それぞれの症例で，腰椎術後から総腓骨神経障害の手術にいたるまでの経過は若干異なるが，おしなべて良好な結果が得られた．今回，われわれの経験した症例を報告する．

■ 症例提示

【症例1】

患　者：80歳，男性．

現病歴：以前から腰痛があったが，当院受診の約1年前から起立時や歩行時にも腰痛が出現するようになり，下肢の疼痛も増強した．身体所見にて，両下肢L5領域（殿部，大腿部，下腿）の疼痛としびれがあり，Numerical Rating Scale（NRS）7であった．右腓骨骨頭部の圧痛はなく，Tinel sign陰性であった．間欠性跛行を認めた．腰椎MRIでは，L4/5レベルでの脊柱管狭窄症があった．腰部脊柱管狭窄症の診断で，L4/5の後方除圧術を施行した．術後，腰痛，下肢の疼痛は軽減し，NRS 2へと改善した．しかし，腰椎の手術から3カ月後に転倒し，右下腿外側から足関節にかけて疼痛がみられるようになった．転倒時，腓骨骨頭部の外傷はなかった．

既往歴：脳梗塞，高血圧，2型糖尿病，メニエール病．

腓骨神経障害診断時の身体所見：右下腿外側～足関節にかけての疼痛あり，NRS 6．下垂足なし，運動麻痺なし．右腓骨骨頭部の圧痛あり，Tinel sign陽性．

手術および術後経過：3カ月の保存的加療で改善がないため，右総腓骨神経剝離術を施行した．術後，下肢の疼痛はNRS 1まで改善した．

【症例2】

患　者：74歳，男性．

現病歴：もともと数年前から右足のしびれの自覚があったが，当院を受診する1カ月前から左下肢の激痛があり，自宅での生活が困難となった．NRS 9の左殿部および左下肢背面の疼痛としびれがあった．左腓骨骨頭部の圧痛はなく，Tinel sign陰性であった．腰椎MRIを施行したところ，左L5/S1に正中外側型の腰椎椎間板ヘルニアがあり，症状の原因と考えられた．左L5/S1片側椎弓切除，ヘルニア摘出術を行った．術後，腰椎と下肢痛はNRS 2まで改善した．術後4カ月から左下腿外側の疼痛の訴えがあり，下垂足が指摘された．

既往歴：大腸がん，脳梗塞，高血圧．

腓骨神経障害診断時の身体所見：左下腿外側の疼痛あり，NRS 8．下垂足あり．左前脛骨筋Manual Muscle Testing（MMT）2/5．左腓骨骨頭部の圧痛あり，Tinel sign陽性．

手術および術後経過：左前脛骨筋の筋力低下もあり，早期の手術を行う方針となり，左総腓骨神経剝離術を施行した．NRS 2まで改善したが，前脛骨筋筋力低下の改善はMMT 4/5レベルまでであった．

【症例3】

患　者：81歳，女性．

現病歴：当院を受診する3年ほど前から，腰部，大腿部にかけての疼痛，しびれがあった．特に左側で疼痛としびれが強く，受診する1カ月ほど前から歩行困難となった．腰部，殿部，左大腿部に放散する疼痛があり，NRS 8であった．両側腓骨骨頭部の圧痛，Tinel sign陽性で，間欠性跛行を認めた．腰椎MRIでL4/5の腰部脊柱

管狭窄症があり（**Fig. 1**），症状の原因と判断して腰椎後方除圧術を施行した．その後，腰痛，下肢痛ともに軽減はみられたが，NRS 6 と残存し，両下腿のしびれも残存した．

既往歴：頚椎症術後，2 型糖尿病，高血圧，変形性膝関節症．

腓骨神経障害診断時の身体所見：両側，特に右下腿外側の疼痛あり，NRS 7．両側腓骨骨頭部の圧痛あり，Tinel sign 陽性，運動麻痺なし．

手術および術後経過：術後 6 カ月から残存していた右側の下腿外側疼痛が増悪し，症状の範囲と身体所見から，総腓骨神経障害と診断した．右総腓骨神経剝離術を施行（**Fig. 2**）したところ，NRS 2 まで疼痛の改善が得られた．

【症例 4】

患者：84 歳，女性．

現病歴：当院を受診する 5 年前から腰痛と長い距離を歩けないといった症状があり，2 年前から腰痛が増悪し，下肢痛も出現するようになった．歩行で増悪がみられ，NRS 7 の疼痛，しびれがみられた．間欠性跛行があった．右腓骨骨頭部の圧痛はなく，Tinel sign 陰性であった．腰椎 MRI にて L3/4，L4/5 の腰部脊柱管狭窄が原因と判断し，L3/4，L4/5 レベルの腰椎後方除圧術を行った．術後経過は良好で，NRS 1 まで改善が得られ，間欠性破行も改善した．腰椎術後 2 年頃から右下肢のしびれの訴え

があり，その 10 カ月後に NRS 7 まで増悪した．

既往歴：高血圧，変形性膝関節症．

腓骨神経障害診断時の身体所見：右下腿外側の疼痛あり，NRS 7，同領域の温痛覚の低下 8/10，右腓骨骨頭部の圧痛あり，Tinel sign 陽性，前脛骨筋の MMT 4/5 レベルの運動麻痺あり，下垂足なし，NRS 7．

手術および術後経過：右下腿の疼痛が強く，間欠性破行の再燃もみられたため，右総腓骨神経剝離術を施行した．術後合併症なく，疼痛は NRS 1 まで改善した．前脛骨筋の運動麻痺も改善した．

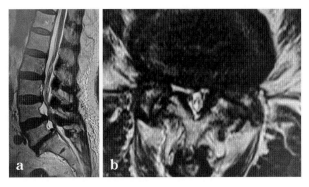

Fig. 1 Preoperative lumber magnetic resonance imaging (MRI)
a：Sagittal T2-weighted image showing L4/5 level canal stenosis.
b：Axial T2-weighted image showing L4/5 level canal stenosis.

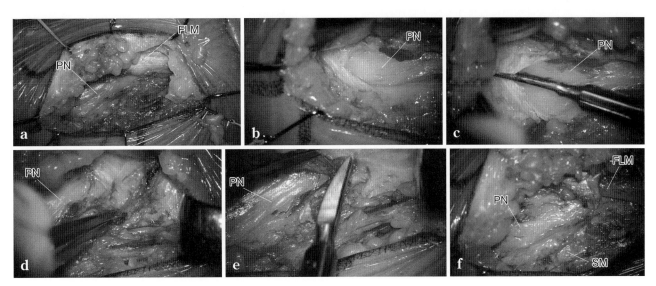

Fig. 2 Operative findings
a：After incision of the leg fascia, the common peroneal nerve is visible between the peroneus longus and soleus muscles.
b：The proximal fascia was incised to decompress the nerve.
c：The distal side was similarly incised through the fascia, and the fascia of the peroneus longus muscle was incised appropriately.
d：Final view of the neurolysis.

■ 考　察

1 腰椎変性疾患と総腓骨神経障害の合併について

　腰椎術後に下肢のしびれや疼痛が残存または再発する症例があり，FBSS と診断されることがある．その要因については，椎間板ヘルニアの再発または残存や瘢痕組織によるものなど，腰椎由来のものが原因であるとする報告がさまざまにある[8,9]．本報告の 4 例はいずれも，症状が持続，増悪した際に腰椎 MRI を再検しているが，症状の原因となり得る脊椎病変は否定的であった．FBSS の原因としては，腰椎疾患のみではなく，下肢絞扼性末梢神経障害が関与していることがある．Matsumoto ら[5]は，74 例中 4 例（5.4％）において腰椎変性疾患の術後に総腓骨神経障害を合併していたと報告している．今回のわれわれの経験では，62 例中 4 例（6.5％）で総腓骨神経障害に対する手術加療が必要となっており，割合は同程度であった．5〜6％程度ではあるが少ない割合とはいえず，また頚椎症に合併する手根管症候群は 6.7〜13％に合併するといわれており，診断から手術にいたる割合を考慮すると，ほぼ同程度の割合と考えられる[5,10,11]．今回，腰椎術後から総腓骨神経障害の症状が残存していた症例が 4 例中 1 例（Case 3）あり，本症例については，ダブルクラッシュシンドロームと称して差し支えないと思われる．Maejima ら[6]は，L5 神経根障害と総腓骨神経障害が合併し，ダブルクラッシュシンドロームと診断した症例を報告している．頚椎症に合併する手根管症候群は，ダブルクラッシュシンドロームとして一般的に知られているが，腰椎変性疾患に合併する総腓骨神経障害についても，同様に注意が必要であるといえる．われわれは，腰椎疾患で来院した患者において，下腿外側の疼痛，感覚障害，運動麻痺のいずれかが伴う場合，総腓骨神経障害を鑑別に挙げ，診察を心がけている．Case 3 は，術前より腓骨骨頭部の圧痛があり，Tinel sign 陽性であったが，腰殿部の疼痛がみられたことから，腰椎変性疾患の手術を先行して行った．また，総腓骨神経障害については，下垂足の原因として一般的に知られているが，下腿の疼痛としびれのみで発症する場合が多くあることはあまり周知されていない[1~4]．こういった背景が診断を難しくすると考えられ，本疾患についての啓蒙が必要であると考える．

2 総腓骨神経障害の特徴と手術成績

　われわれの症例で，前脛骨筋の運動麻痺は 4 例中 2 例にみられ，中でも MMT 2 レベルのいわゆる下垂足といえる症状を呈したのは 1 例のみであった．下肢の疼痛，しびれは全例にみられた．症状に着目するのであれば，下腿外側から足背部に限局する疼痛，しびれがみられた場合は，腓骨神経障害を念頭に置くべきである．身体所見としては，腓骨骨頭部の疼痛と Tinel sign は 4 例全例にみられ，診断に有用であった（Table 1）．神経伝導速度検査も参考になるが，感覚障害，疼痛を主とする総腓骨神経障害には有効でないとする報告もあり，われわれも全例では行っていない[12]．また，Maejima ら[6]の報告では，腰椎の手術前に総腓骨神経障害の特徴的な身体所見がなくても，術後に出現する場合があることを指摘しており，われわれの報告でも，4 例中 3 例で新たに症状が出現している．そのため，手術によっていったん改善が得られた場合にも，新たに出現した下腿痛，しびれについては，総腓骨神経障害を鑑別に挙げ，あらためて神経診察を行う必要がある．

　われわれの 4 例は，局所麻酔下に総腓骨神経剝離術を施行し，平均 NRS 術前 7.0 から術後 1.5 へと改善が得られた（Fig. 3）．また，周術期の合併症もなく，経過は良好であった．疼痛，しびれなどの感覚障害を主とする総腓骨神経障害は，適切に診断，手術を行うことで，予後は良好であることが報告されている[1,7]．低侵襲，局所麻酔下に手術ができるため，腰椎術後の疼痛，しびれについて総腓骨神経障害に着目し，診断の頻度を上げることで，腰椎変性疾患術後患者の QOL および成績を向上させることが期待できる．

3 腰椎変性疾患と総腓骨神経障害が合併するメカニズム

　腓骨神経は，腓骨骨頭部や長腓骨筋と複数の部位で結合組織性の固定を受け，自由度が低いため，絞扼性障害を受けやすいとされており，特に長腓骨筋の貫通部やヒラメ筋から長腓骨筋へ走行する腱弓下，長趾伸筋起始部と長腓骨筋の間などにおける絞扼が指摘されている[13]．このため，下腿筋群の筋収縮，緊張などが複合的に関与している可能性が示唆される．腰部脊柱管狭窄症や腰椎椎間板ヘルニアといった下肢筋群の緊張を高める腰椎変性疾患が総腓骨神経障害を引き起こすことは十分考えられる．このため，合併する腰椎変性疾患については，必ずしも総腓骨神経領域とオーバーラップする L5 神経根領域の病変であるとはかぎらず，下腿筋群の緊張をきたす椎間の障害であれば，どの部位でも起こり得ると考えられる．われわれの症例も，3 例は L5 神経根に絡む病態であったが，1 例（Case 2）は L5/S1 ヘルニアによる S1 症状が主体であった．しかし，詳細な機序については明らかにはされておらず，今後の症例蓄積や研究による解明が待たれる．

Table 1 Characteristic of patients with peroneal nerve entrapment neuropathy

Case	Age	Sex	Lumbar operation	PN neurolysis	Tinel sign	TA MMT (rt/lt)	Dysesthesia
1	80	M	Laminectomy (L4/5)	Rt	+	5/5	+
2	74	M	Discectomy (L5/S1, Lt)	Lt	+	5/2	+
3	81	F	Laminectomy (L4/5)	Rt	+	5/5	+
4	84	F	Laminectomy (L3/4, L4/5)	Rt	+	4/5	+

PN：peroneal nerve, TA：tibialis anterior, MMT：manual muscle testing

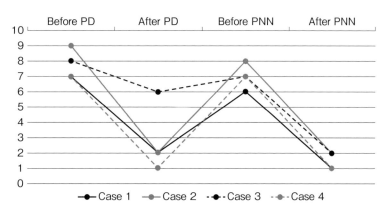

Fig. 3 Changes in numerical rating scale (NRS) scores
NRS：numerical rating scale, PD：posterior lumbar decompression, PNN：peroneal nerve neurolysis

結　語

　腰部脊柱管狭窄症および腰椎椎間板ヘルニアの術後に，下腿外側の疼痛，しびれが残存，もしくは新たに出現した4例の総腓骨神経障害の症例を経験した．手術により全例で疼痛，しびれ症状の改善が得られた．腓骨骨頭部の総腓骨神経圧痛および Tinel sign が全例で陽性であり，症状と合わせて診断に有用であった．腰椎変性疾患術後に併発する絞扼性総腓骨神経障害の発生率は5～6％程度であると思われるが，診断を的確に行い，外科的治療を行うことで，成績の向上が期待できる．腰椎変性疾患に対する手術後に，下腿の疼痛やしびれがある場合は，総腓骨神経障害の合併がないか，注意が必要である．

利益相反開示
本論文に関する開示すべき COI 関係にある企業や団体はありません．

本症例報告において患者らの同意を得ています．

文　献

1) 岩本直高, 井須豊彦, 千葉泰弘, 他：絞扼性腓骨神経障害の臨床像に関する検討. No Shinkei Geka 43：309-316, 2015
2) 金　景成, 井須豊彦：脳神経外科医として知っておきたい絞扼性末梢神経障害—診断から治療まで. No Shinkei Geka 43：387-397, 2015
3) Maala R, Youssef M, Ben Lassoued N, et al：Peroneal nerve entrapment at the fibular head：outcomes of neurolysis. Orthop Traumatol Surg Res 99：719-722, 2013
4) Fabre T, Piton C, Andre D, et al：Peroneal nerve entrapment. J Bone Joint Surg Am 80：47-53, 1998
5) Matsumoto J, Isu T, Kim K, et al：Impact of additional treatment of paralumbar spine and peripheral nerve diseases after lumbar spine surgery. World Neurosurg 112：e778-782, 2018
6) Maejima R, Aoyama M, Hara M, et al：Double crush syndrome of the lower limb in L5 radiculopathy and peroneal neuropathy：A case report. NMC Case Rep J 8：851-855, 2021
7) Morimoto D, Isu T, Kim K, et al：Microsurgical decompression for peroneal nerve entrapment neuropathy. Neurol Med Chir (Tokyo) 55：669-673, 2014
8) Burton CV, Kirkaldy-Willis WH, Yong-Hing K, et al：Causes of failure of surgery on the lumbar spine. Clin Orthop Relat Res 157：191-199, 1981
9) Benoist M, Ficat C, Baraf P, et al：Postoperative lumbar epiduro-arachnoiditis. Diagnostic and therapeutic aspects. Spine 5：432-436, 1980
10) Dorwart BB：Calpal tunnel syndrome：a review. Semin Arthritis Rheum 14：134-140, 1984
11) Upton AR, McComas AJ：The double crush syndromes. Lancet 2：359-362, 1973
12) 井須豊彦, 金　景成：下肢絞扼性末梢神経障害に対する外科治療. 脊髄外科 32：134-142, 2018
13) Koppell HP, Thompson WA：Peripheral entrapment neuropathies of the lower extremity. N Engl J Med 262：56-60, 1960

Extended Abstract

第 37 回日本脊髄外科学会推薦演題抄録

脊椎脊髄手術における Duragen® の髄液漏防止効果の検討

Preventive Effect of Duragen® on Cerebrospinal Fluid Leakage during Spinal Surgery

原　　毅[*1,2]　阿部瑛二[*1,2]　尾原裕康[*1,2]　岩室宏一[*1,2]　野尻英俊[*1,3]　奥田貴俊[*1,3]　近藤聡英[*2]

Takeshi Hara, M.D., Ph.D.[*1,2], Eiji Abe, M.D., Ph.D.[*1,2], Yukoh Ohara, M.D., Ph.D.[*1,2], Hirokazu Iwamuro, M.D., Ph.D.[*1,2], Hidetoshi Nojiri, M.D., Ph.D.[*1,3], Takatoshi Okuda, M.D., Ph.D.[*1,3], Akihide Kondo, M.D., Ph.D.[*2]

緒　言

　Duragen®(Integra LifeSciences Corporation Plainsboro, NJ, USA)は, 2019 年 7 月より本邦でも使用が可能となった吸収性の人工硬膜で, 硬膜に接着後, 内部に血小板が浸潤し, フィブリン塊を形成して硬膜閉鎖部を被覆することで, 早期の髄液漏防止効果が得られ, その後, 線維芽細胞が定着してコラーゲンを産生し, 硬膜様の組織に置換される.

　Duragen® の脊椎脊髄手術における髄液漏防止効果について, 後方視的に検討した.

対象・方法

　2016 年 1 月～2020 年 11 月における硬膜内操作を伴った脊椎脊髄手術症例 68 例を対象とした. 男性 36 例, 女性 32 例, 平均年齢 40 歳（±25.8 歳）であった.

　髄液漏防止に Duragen® を用いた 33 例と, ポリグリコール酸 (PGA) シートを用いた 35 例を比較した. 2016 年 1 月～2019 年 5 月の症例には PGA シートを使用し, 2019 年 6 月以降の症例には Duragen® を使用した. 創部からの髄液漏出, または偽性髄膜瘤の形成が確認された場合を髄液漏発生と定義した. 硬膜は non-penetrate clip, 4-0 braided nylon または 6-0, 7-0 monofilament nylon を用いて閉鎖した. Primary closure が困難な欠損部では, 欠損部が小さい場合は Duragen® のみを補填し, 欠損部が大きい場合は自家筋膜を用いて補填し, 4-0 bladed nylon にて硬膜と縫合固定した. Duragen® を露出している硬膜面全体を覆うようにして留置し, fibrin glue を散布した. 閉鎖式バッグを接続したドレーンを術

Table 1　Preoperative diagnosis and frequency of CSF leak

Diagnosis	Duragen®		Remarks	PGA sheet		Remarks
	No. of cases	CSF leak		No. of cases	CSF leak	
Untether of spinal lipoma or tight filum	12	0	All cases are pediatric cases	13	2	Pseudomeningocele
Tumor	16	1	Pseudomeningocele	18	3	Pseudomeningocele and CSF leak from wound
Spinal cord herniation	1	0		0	0	
Perineural cyst	1	0		0	0	
Incidental durotomy	1	1	CSF leak from wound	0	0	
Dural arterio-venous fistula	1	0		1	0	
Epidural arachnoid cyst	1	0		0	0	
Syrinx-subarachnoid shunt	0	0		2	0	
Repair of CSF leakage	0	0		1	0	

CSF：cerebrospinal fluid, PGA：polyglycolic acid

[*1] 順天堂大学脊椎脊髄センター／Spine and Spinal Cord Center, Juntendo University
連絡先：〒113-8421 文京区本郷 2-1-1　順天堂大学脊椎脊髄センター　原　毅〔Address reprint requests to：Takeshi Hara, M.D., Ph.D., Spine and Spinal Cord Center, Juntendo University, 2-1-1 Hongo, Bunkyo-ku, Tokyo 113-8421, Japan〕
[*2] 順天堂大学脳神経外科／Department of Neurosurgery, Juntendo University
[*3] 順天堂大学整形外科／Department of Orthopedic Surgery, Juntendo University

Table 2　Frequency of CSF leakage by type of dural closure

Dural closure	Duragen® No. of cases	Duragen® CSF leak	PGA sheet No. of cases	PGA sheet CSF leak
Non penetrate clip	17	2	9	1
4-0 braided nylon	8	0	17	2
ePTEE	1	0	0	0
Fascia	4	0	6	2
7-0 monofilament nylon	3	0	0	0
6-0 monofilament nylon	0	0	3	0

CSF：cerebrospinal fluid, PGA：polyglycolic acid

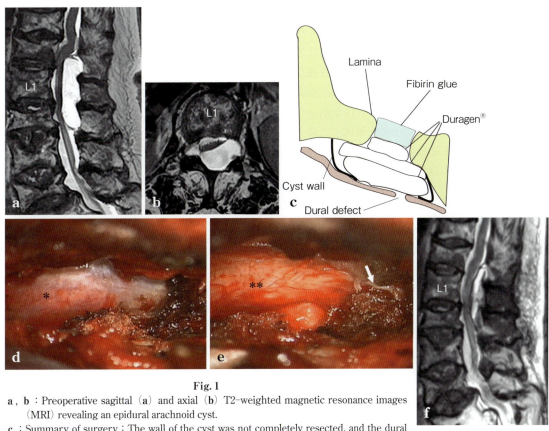

Fig. 1
a，b：Preoperative sagittal (a) and axial (b) T2-weighted magnetic resonance images (MRI) revealing an epidural arachnoid cyst.
c：Summary of surgery：The wall of the cyst was not completely resected, and the dural defect was covered with Duragen®.
d：Intraoperative finding：epidural cyst (*) covering the dural sac.
e：The cyst is removed and the dural sac (**) is decompressed, revealing a dural defect (arrow) near the axilla of the nerve root.
f：Postoperative sagittal T2-weighted MRI resonance image showing cyst shrinkage.
(Modified from "Hara T, et al：Preventive effect of Duragen® on cerebrospinal fluid leakage in spinal surgery. J Spine Res　12：926-932, 2021")

後1～2日間留置した．小児の係留解除症例にはドレーンは留置しなかった．

結　果

Duragen®を用いた症例で，髄液漏は2例（5.8%）に発生した．術中に硬膜損傷した症例では自然治癒したが，脊髄腫瘍摘出術を行った症例では髄液漏閉鎖術を施行した．髄液漏を呈した2例はnon-penetrate clipを用いた症例であった．PGAシートを使用した症例では，5例（14.2%）で髄液漏を認めた（Table 1, 2）．髄液漏発生頻度は，両者の間に統計学的有意差を認めなかった（χ^2検定，p=0.265）．

症例提示

患　者：75歳，女性．
硬膜外くも膜嚢胞の症例．術後変形防止のため後方要

素を温存する方針とし，片側進入で嚢胞壁を切除し，死腔を充填するように Duragen® を敷き詰めた．術後 7 日目の MRI にて，嚢胞の縮小を認めた（**Fig. 1**）．

考　察

　脊椎脊髄手術における髄液漏発生は 3〜27％と報告されている[1]．髄液漏発生防止のためさまざまな方法がとられてきたが．近年では髄液漏出の要因となり得る針穴自体が生じない，non-penetrate clip を使用する方法[2]が報告されている．縫合部分を fibrin glue で被覆する方法も広く用いられているが，短期間で吸収されることも指摘されており[3]，髄液漏の長期発生防止効果の点では劣る可能性も考えられる．Duragen® 使用症例で髄液漏が発生した原因として，硬膜と Duragen® の間に軟部組織が介在したことで硬膜との密着性が担保されなかった点，硬膜嚢の閉鎖が不十分な状態で安静を解除したことで biological seal が形成される前に当該部位が破綻した点が考えられた．Duragen® は簡便に扱えることが利点であるが，従来法と同じく一次的硬膜閉鎖をできるだけ完遂する必要性や，使用方法，術後の管理に注意を要することを認識するべきである．Duragen® は，水分を吸収し，発生する表面張力にて組織と密着する．水分存在下で硬膜に密着する方向への挙動を示す．提示症例では，この性質を利用し，嚢胞内に髄液が流入する部分をsutureless に被覆して閉鎖した．水分との親和性を利用することで，従来法では使用困難な状況への応用が期待

される．

結　語

　Duragen® は脊椎脊髄手術においても髄液漏予防に有用と考える．さまざまな使用方法が期待できる素材であり，使用可能な状況が拡大する可能性がある．

本稿の内容については，以下の full paper としてすでに掲載されている．
　原　毅，高橋良介，尾原裕康，他：脊椎脊髄手術における Dura-gen®の髄液漏防止効果の検討．J Spine Res　**12**：926-932，2021

利益相反開示
本論文の発表に関して開示すべき COI はありません．

本研究は順天堂大学倫理委員会の承認を得ています．

文　献
1)　Epstein NE：Incidence and management of cerebrospinal fluid fistulas in 336 multilevel laminectomies with noninstrumented fusions. *Surg Neurol Int*　**6**（Suppl 19）：S463-468, 2015
2)　Ito K, Aoyama T, Horiuchi T, et al：Utility of nonpenetrating titanium clips for dural closure during spinal surgery to prevent postoperative cerebrospinal fluid leakage. *J Neurosurg Spine*　**23**：812-819, 2015
3)　Epstein NE, Hollingsworth R：Anterior cervical micro-dural repair of cerebrospinal fluid fistula after surgery for ossification of the posterior longitudinal ligament. Technical note. *Surg Neurol*　**52**：511-514, 1999

Extended Abstract

第38回日本脊髄外科学会推薦演題抄録

脊髄神経鞘腫に対するインドシアニングリーンを用いた
リアルタイム術中蛍光造影の有用性

Real-time Intraoperative Identification of Spinal Schwannomas Using ICG Fluorescence

武藤　淳　　井上辰志　　齋藤史明　　上甲眞宏　　廣瀬雄一

Jun Muto, M.D., Ph.D., Tatsushi Inoue, M.D., Ph.D., Fumiaki Saito, FNP, Masahiro Joko, M.D., Ph.D., Yuichi Hirose, M.D., Ph.D.

はじめに

　脊髄神経鞘腫は，硬膜内髄外や髄内，ダンベル型など
さまざまな形で存在する．大多数が良性腫瘍であり，神
経症状が悪化しないように配慮し，外科的摘出が第一目
標となる．われわれは臨床研究において，脳脊髄腫瘍に
対するインドシアニングリーン（ICG）を用いた術中蛍
光造影を2019年11月より行っている．ICGを手術24時
間前に5 mg/kgを投与するsecond window ICG tech-
nique（SWIG）を用い，脳脊髄腫瘍に貯留したICGを，
手術中に近赤外線下で確認しながら摘出する方法はすで
に報告しているが[1]，われわれは，SWIGのプロトコール
を改良し，観察1時間前に0.5〜1.5 mg/kgを投与する
delayed window ICG technique（DWIG）を開発した．そ
の結果を頭蓋内髄膜腫[2]などに適し，報告を行った．今
回，脊髄神経鞘腫に対してDWIGにて摘出を行った7例
の経験を報告する．

方　法

　患者は7例で，全例，病理診断にて脊髄神経鞘腫と診
断された．手術中に観察1時間以上前にICGを1.5 mg/
kgを点滴投与した．観察はKINEVO 900とPentero（Carl
Zeiss, AG, Oberkochen）で行った．蛍光発光は相対値で
あるため，正常脊髄に対する腫瘍の蛍光値をsignal to
background ratio（SBR）と定義し評価を行った．同様に
ガドリニウム増強MRIで腫瘍の明るさに対する白質の
輝度をT1-Gd enhancement to normal brain ratio（T1BR）
と定義した．

　本研究は特定臨床研究として行っている（CRB4180003）．

結　果

　平均年齢は63.2歳，男性は5例，女性は2例，頚髄1
例，頚胸髄1例，胸腰髄1例，腰髄4例で，7例全例で
硬膜内髄外であった．術前MRIで，腫瘍最大径は平均
34.0±15.5 mmであった．7例全例，腫瘍からの蛍光発光
を確認することができた．SBRは3.1±0.3，T1BRは，
3.0±0.6であった．SBRとT1BRは有意に相関関係が
あった（p=0.0002，R^2=0.95）．術中の終景にてICGの
蛍光発光を認めなかった症例は，術後MRIで，造影病変
を認めなかった．ICG投与による周術期の合併症は認め
なかった．

症例提示

　患　者：55歳，女性．
　神経線維腫症2型で，頭蓋内多発髄膜腫のため2回手
術を受けており，頚部痛を呈した．神経学的所見では，
麻痺，感覚障害なく，頚部痛のみであった．脊髄MRI上
C2に25 mmの境界明瞭で均一に造影される硬膜内髄外
腫瘤を認めた（**Fig. 1 a**）．画像上，髄膜腫を疑った．
　手術所見：観察する1時間程度前にICGを1.5 mg/kg
を点滴投与した．顕微鏡はKINEVO 900を使用した．
Hemilaminectomyを行い，硬膜を露出した（**Fig. 1 c**）．
近赤外線光を照射すると，蛍光を示す腫瘍が硬膜越しに
拍動している様子が観察された（**Fig. 1 d**）．髄膜腫では
なく神経鞘腫を考え，硬膜切開線を直線に変更した．硬
膜を開けると，くも膜越しに黄色い腫瘍を明視野で確認
することができた．周辺組織から丁寧に剝離を行い，C2
後根から発生していることを確認した．**Fig. 1 e**は剝離

藤田医科大学医学部脳神経外科／Department of Neurosurgery, Fujita Health University
連絡先：〒470-1192　豊明市沓掛町田楽ケ窪1-98　藤田医科大学医学部脳神経外科　武藤　淳〔Address reprint requests to：Jun
Muto, M.D., Ph.D., Department of Neurosurgery, Fujita Health University, 1-98 Dengakugakubo, Kutsukake-cho, Toyoake-shi,
Aichi 470-1192, Japan〕

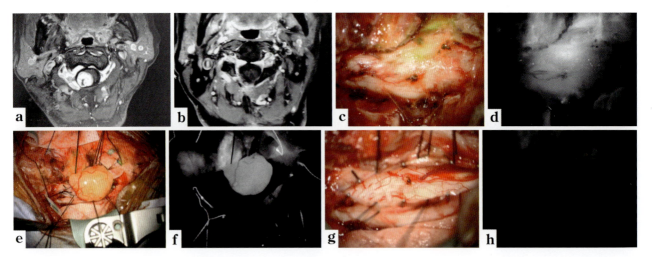

Fig. 1

a：A representative case of spinal schwannoma. Gadolinium-enhanced magnetic resonance imaging（Gd-MRI）reveals a homogeneously enhanced mass with clear boundaries located intradural extramedullary at the C1–C2 level.
b：After resection, Gd-MRI is used to confirm the complete removal of the tumor.
c：After hemilaminectomy, the dura mater is exposed to bright light.
d：Fluorescence emitted from a pulsating tumor is confirmed through the dura mater. Based on these findings, schwannoma is suspected, leading to a change in the dural incision line.
e：Upon opening the dura mater, a yellow tumor is visually confirmed through the arachnoid membrane. The tumor is dissected from the surrounding tissues.
f：The same view under near-infrared light. Fluorescence emitted by the tumor is distinctly more pronounced than that from the spinal cord itself.
g：After tumor excision, complete resection is confirmed under bright light.
h：No fluorescence from the tumor is observed.

後，後根神経から切離する前である．近赤外線光下では境界明瞭の腫瘍が蛍光を示しており，正常脊髄とのコントラストを確認できた（**Fig. 1 f**）．蛍光を示さない後根部から切離し一塊に摘出した．摘出後，明視野で全摘出を確認し（**Fig. 1 g**），近赤外線光下で蛍光を示す部位がないことを確認して（**Fig. 1 h**），硬膜内操作を終了した．術後，MRI 上造影領域は消失しており，腫瘍が全摘出されていること確認した（**Fig. 1 b**）．手術後，新たな神経学的異常所見はみられなかった．病理所見は，神経鞘腫であった．

考 察

ICG が脳脊髄腫瘍に貯留するメカニズムとして，enhanced permeability and retention（EPR）効果が関与するという報告がある[3]．腫瘍の周辺の血管構造が破綻し，リンパドレナージシステムが障害され，permeability を増す物質が腫瘍から分泌されることで，腫瘍内の血管からの造影剤の漏れ出し（permeability）が増し，正常脊髄と比較して腫瘍内により長く停滞するために生じているものと考えられる．

骨窓を作成し，硬膜切開前に硬膜越しに腫瘍の蛍光を確認することで，硬膜切開前に骨窓が十分な大きさであることを確認したり，体位によって移動する神経鞘腫であっても，開窓部にしっかり腫瘍があることを確認できるなどの利点がある．また，画像上，髄膜腫と鑑別がつきにくい腫瘍も，同様に確認できる．ICG は長年使用されている試薬で副作用はまれであり，1 バイアル約 600 円と安価である．

また，われわれは髄膜腫[2]や転移性脳腫瘍[1]などにおいて，MRI のガドリニウムの輝度と腫瘍の蛍光発光の輝度が比例することを示している．つまり，MRI ガドリニウムで造影される脳脊髄腫瘍においては ICG が術中蛍光発光し，術中蛍光造影が有用であることを示した[1,2]．悪性腫瘍のみならず今回の症例のように良性腫瘍にも使用できることで汎用化を期待できる．

結 語

術中 shift によるナビゲーションシステムの正確性の低下や光学顕微鏡下での境界不鮮明により，脊髄腫瘍は肉眼的に正常脊髄や神経と区別がつきにくいことがある．その際に，ICG 1.5 mg/kg を観察 1 時間以上前に投与する delayed window ICG technique（DWIG）を用いることで，手術中に腫瘍からの蛍光発光を確認し，リアルタイム蛍光ナビゲーションとして利用できるために，有

用である.

利益相反開示

著者全員は日本脳神経外科学会へ過去3年間のCOI自己申告を完了しています. 本論文に際して開示すべきCOIはありません.

文　献

1) Muto J, Mine Y, Nakagawa Y, et al：Intraoperative real-time near-infrared optical imaging for the identification of meta- static brain tumors via microscope and exoscope. *Neurosurg Focus* **50**：E11, 2021

2) Muto J, Mine Y, Nishiyama Y, et al：Intraoperative real-time near-infrared image-guided surgery to identify intracranial meningiomas via microscope. *Front Neurosci* **16**：837349, 2022

3) Maeda H, Tsukigawa K, Fang J：A retrospective 30 years after discovery of the enhanced permeability and retention effect of solid tumors：next-generation chemotherapeutics and photo- dynamic therapy—problems, solutions, and prospects. *Micro- circulation* **23**：173-182, 2016

Extended Abstract

第38回日本脊髄外科学会推薦演題抄録

頭蓋頚椎移行部硬膜動静脈瘻に対する condylar fossa approach
―2例報告―

Condylar Fossa Approach to Treat of Craniocervical Junction Dural Arteriovenous Fistula
—Two Case Reports—

野上　諒　　渡邉健太郎　　山名　慧　　中山陽介　　佐野　透
川村大地　　菅　一成　　石橋敏宏　　村山雄一　　大橋洋輝

Ryo Nogami, M.D., Kentaro Watanabe, M.D., Satoshi Yamana, M.D., Yosuke Nakayama, M.D., Tohru Sano, M.D.,
Daichi Kawamura, M.D., Issei Kan, M.D., Toshihiro Ishibashi, M.D., Yuichi Murayama, M.D., Hiroki Ohashi, M.D.

はじめに

　頭蓋頚椎移行部における硬膜動静脈瘻（craniocervical junction dural arteriovenous fistula：CCJ-DAVF）は，まれな疾患である．CCJ-DAVF は近年，血管内治療での報告がみられるが，一般的に流入動脈が短く，重要な血管吻合も多いため直達手術の安全性が高い．われわれは，condylar fossa approach（CFA）[1] を用いて治療に奏効した2例を経験したため報告する．

症例提示

【症例1】

　68歳，女性．

　歩行障害，巧緻運動障害を主訴に来院した．頚椎 MRI にて，C2-C7 における浮腫性変化，および脊髄表面の拡張した静脈を認めた（**Fig. 1 a**）．左椎骨動脈撮影にて，拡張した前脊髄静脈（anterior spinal vein）および動静脈短絡（AV シャント）を認め，CCJ-DAVF の診断とした（**Fig. 1 b**）．外側後頭下開頭を行った後，大孔部から condyle への骨を，posterior condylar emissary vein の近傍までドリリングする condylar fossa approach にてアプローチした（**Fig. 1 c**）．4K-3D 外視鏡システムである ORBEYE（オリンパスメディカル，東京）を使用した．硬膜内を観察し，脊髄表面に拡張した静脈を認めた（**Fig. 1 d**）．indocyanin green（ICG）を用いて，AV シャントを確認した（**Fig. 1 e**）．Drainer をシャントポイント直後で切離した（**Fig. 1 e**）．術後，症状の改善を認め，

自宅退院となった．

【症例2】

　68歳，男性．

　7年前に脳底動脈瘤に対するコイル塞栓術を施行された．経過フォロー中，延髄の浮腫が出現した．無症候性病変であったが，浮腫の経時的悪化を認め（**Fig. 2 a**），外科治療の方針となった．脳血管撮影にて，ascending pharyngeal artery と，椎骨動脈の segmental branch を feeder とする AV シャントを認めた（**Fig. 2 b**）．症例1と同様の手順にて，condylar fossa approach を行った（**Fig. 2 c, d**）．本症例では，従来の光学顕微鏡を使用した．大孔レベルにてシャントポイントを認め，ICG 撮影を行った後に，drainer を切離した（**Fig. 2 e, f**）．術後，浮腫の改善を認め，自宅退院した．

考察

　CCJ-DAVF は比較的まれな疾患である．近年，血管内治療の進歩による報告が散見されるが，依然として，直達手術による安全性が上回るとする報告も多い[2]．

　今回，われわれは，condylar fossa approach による直達手術で，安全に治療することが可能であった．今回のアプローチは，posterior condylar emissary vein まで完全に露出せず，通常の condylar fossa の約半分の骨削除で十分な視野を得たという点で，厳密な定義からは異なるが，用語の混乱を招くため，今回は condylar fossa

---

東京慈恵会医科大学附属病院脳神経外科／Department of Neurosurgery, The Jikei University School of Medicine
連絡先：〒105-8461 港区西新橋 3-25-8　東京慈恵会医科大学附属病院脳神経外科　野上　諒〔Address reprint requests to：Ryo Nogami, M.D., Department of Neurosurgery, The Jikei University School of Medicine, 3-25-8 Nishi-Shinbashi, Minato-ku, Tokyo 105-8461, Japan〕

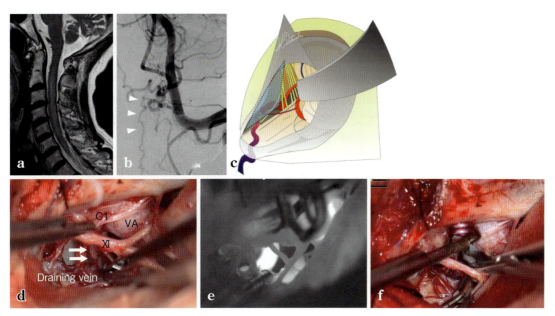

Fig. 1

a : Sagittal T2-weighted image reveals a hyperintense area in the upper cervical spinal cord.
b : Frontal view of the left vertebral artery angiogram showing an arteriovenous (AV) shunt at the C1 level involving the posterior inferior cerebellar artery with drainage into the anterior spinal vein (arrowheads).
c : Diagram illustrating the operative view and enlarged intradural space from the condylar fossa approach (blue triangle).
d : ORBEYE view showing the vessels, neuronal structures, and AV shunts.
e : Presence of an AV shunt and its draining veins was confirmed using indocyanine green (ICG).
f : Abnormal vein with coagulation was dissected.

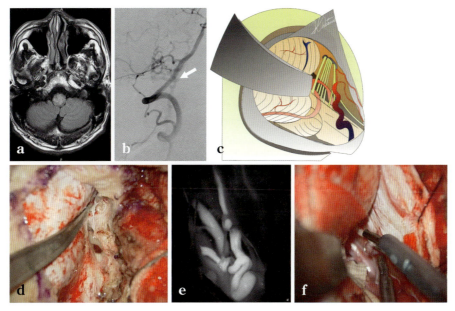

Fig. 2

a : Axial fluid-attenuated inversion recovery (FLAIR) image showing a hyperintense area in the medulla oblongata.
b : Lateral view of the right vertebral artery angiogram (VAG) and frontal view of the external carotid artery (ECA) show evidence of an arteriovenous (AV) shunt connecting to the anterior spinal vein (arrow).
c : Diagram illustrating the surgical view.
d : Condylar fossa approach involves drilling through the bone from the foramen magnum toward the condyle near the posterior condylar emissary vein.
e : Presence of an AV shunt was confirmed using indocyanine green (ICG).
f : Draining vessel from the dura mater is dissected immediately after the shunt point.

approach として記載する.

Condylar fossa approach のおもなメリットは以下のとおりである.

①**Fig. 1 c** の三角形に示す部分のごとく，大孔から十分に側方にドリリングすることで，cerebellomedullary cistern 周囲のワーキングスペースを拡大し，尾側は脊髄，頭側は頚静脈孔および内耳道まで，硬膜内部の広い視野を得ることが可能である.

②小脳と脊髄の移行部を露出することで，手術操作による周囲の血管や小脳，下位脳神経の牽引を最小限に抑えることが可能である.

CCJ-DAVF においては，術中にシャントポイントおよび切離する血管を正確に同定することが重要であるが，特に椎骨動脈，神経根動脈（radicular artery），dentate ligament artery，neuromeningeal branch of ascending pharyngeal artery などの微小解剖の把握において有用性が高いと思われる.

ORBEYE は，4K-3D の超高精細画像，ズーム，広い焦点距離により，詳細な解剖学的な構造の可視化が可能な外視鏡である[3]．大画面で，ICG 撮影が可能であり，CCJ-DAVF の複雑な血管構造の把握に有用であった．また，3D 画面で助手，血管内治療医が術者と術野を共有しながら手術を行うことが可能であり，確実な治療につな

がったと思われた．ORBEYE は，CCJ-DAVF の直達手術において，従来の光学顕微鏡と比して遜色のないものであった.

結 語

CCJ-DAVF に対する condylar fossa approach は有効なアプローチであった．今後，さらなる症例の蓄積と長期的なフォローアップが望まれる.

利益相反開示

本論文に関して，開示すべき COI はありません.

文 献

1) Matsushima T, Kawashima M, Masuoka J, et al：Transcondylar fossa（supracondylar transjugular tubercle）approach：anatomic basis for the approach, surgical procedures, and surgical experience. *Skull Base* **20**：83-91, 2010

2) Takai K, Endo T, Seki T, et al：Neurosurgical versus endovascular treatment of craniocervical junction arteriovenous fistulas：a multicenter cohort study of 97 patients. *J Neurosurg* **137**：373-380, 2021

3) Montemurro N, Scerrati A, Ricciardi L, et al：The exoscope in neurosurgery：An overview of the current literature of intraoperative use in brain and spine surgery. *J Clin Med* **11**：223, 2022

Extended Abstract

第 38 回日本脊髄外科学会推薦演題抄録

2 椎間頸椎人工椎間板置換術の使用経験と短期成績

User Experience and Short-term Surgical Outcomes of Two-level Cervical Total Disc Replacement

新村　学[*1]　光山哲滝[*1]　土屋直人[*1]　大田快児[*2]

Manabu Niimura, M.D., Ph.D.[*1], Tetsuryu Mitsuyama, M.D., Ph.D.[*1], Naoto Tsuchiya, M.D.[*1], Kaiji Ota, M.D.[*2]

はじめに

当院では，2020 年 4 月より 1 椎間の頸椎人工椎間板置換術（total disc replacement：TDR）を導入し，2022 年 9 月より 2 椎間 TDR を開始した．そこで，当院における 2 椎間 TDR の短期成績を検討した（倫理委員会承認番号 202301）．

方　法

2022 年 9 月〜2023 年 5 月に実施した 2 椎間 TDR 連続 19 例を後方視的に解析した．手術適応は，連続する 2 椎間の神経圧迫に起因する神経根症/脊髄症を呈し，適正使用基準に該当する症例とした．同時期に anterior cervical discectomy and fusion（ACDF）58 例，transuncal foraminotomy 121 例，1 椎間 TDR 10 例が実施された．統計学的解析には，t 検定を使用し，p 値 0.05 未満を有意差ありと定義した．

結　果

平均年齢 56.2 歳，男性 10 例，女性 9 例．疾患内訳は disc herniation 9 例，osteophyte 4 例，both 6 例であり，症状は全例が神経根症であった．頸部痛は 7 例に認めた．手術高位は C4/5/6：5 例，C5/6/7：14 例であった（**Table 1**）．インプラントは Mobi-C（ZimVie，東京）8 例（高さ 5 mm：12，6 mm：2，7 mm：2），Prestige LP（Medtronic Sofamor Danek，東京）11 例（高さ 5 mm：8，6 mm：14）であった．平均手術時間 100.8 分，平均出血量 24.2 ml（いずれも Mobi-C と Prestige LP で有意差なし），術後の平均在院日数 6.7 日，平均経過観察期間 2.2 カ月であった（**Table 2**）．手術合併症は認めなかった．術前後で椎間可動域（range of motion：ROM）は 9.6→12.8 度へ，C2-C7 角は 0.3→7.8 度へ有意に増加し，numerical rating scale（NRS）は神経根症状が 6.3→1.0 点へ，頸部痛が 4.6→0.7 点へ有意に改善した（**Table 3**）．いずれの項目も，Mobi-C と Prestige LP では有意差を認めなかっ

Table 1　Patient characteristics

		Mobi-C	Prestige LP	Total
No. of patients		8	11	19
Mean age（years）		59.8（44〜73）	53.5（45〜64）	56.2（44〜73）
Sex（male：female）		2：6	8：3	10：9
Disease category				
Disc herniation		2	7	9
Osteophyte		2	2	4
Both		4	2	6
Neurological signs				
Radiculopathy		8	11	19
Neck pain		4	3	7
Spinal level	C4/5/6	3	2	5
	C5/6/7	5	9	14

[*1] 品川志匠会病院脳神経外科／Department of Neurosurgery, Shinagawa Shisyokai Hospital
連絡先：〒140-0001 品川区北品川 1-29-7　品川志匠会病院脳神経外科　新村　学〔Address reprint requests to：Manabu Niimura, M.D., Ph.D., Department of Neurosurgery, Shinagawa Shisyokai Hospital, 1-29-7 Kitashinagawa, Shinagawa-ku, Tokyo 140-0001, Japan〕
[*2] 品川志匠会病院整形外科／Department of Orthopedic Surgery, Shinagawa Shisyokai Hospital

Table 2　Surgical data

Cervical artificial disc	Mobi-C	Prestige LP
Height	5 mm：12, 6 mm：2, 7 mm：2	5 mm：8, 6 mm：14
Length	13 mm：4, 15 mm：8, 17 mm：4	16 mm：20, 18 mm：2
Width	15 mm：4, 17 mm：8, 19 mm：4	15 mm：14, 17.8 mm：8
Mean surgical time（min）	100.8（70～166）	
Mean blood loss（m*l*）	24.2（5～50）	
Mean postoperative length of stay（days）	6.7（4～9）	
Mean follow-up period（months）	2.2（1～6）	

Table 3　Radiographic outcome and change of symptom severity measured by NRS（preoperative→postoperative）

	1-level TDR	p-value	2-level TDR	p-value
ROM（degrees）	4.2→6.6	<0.001	9.6→12.8	0.005
C2-C7 angle（degrees）	−0.4→5.8	<0.001	0.3→7.8	<0.001
Radiculopathy（NRS）	5.5→0.7	<0.001	6.3→1.0	<0.001
Neck pain（NRS）	5.7→1.6	<0.001	4.6→0.7	<0.001

ROM：range of motion, NRS：numerical rating scale, TDR：total disc replacement

た．Mobi-C は椎間に挿入するのみで設置できるのに対し，Prestige LP はレール溝を作成して設置する必要があるが，双方とも操作性は良好であった．

考　察

　当院で 2020 年 4 月～2022 年 12 月に実施した 1 椎間 TDR 連続 77 例（平均年齢 49.2 歳；男性 44 例，女性 33 例；C3/4：3 例，C4/5：6 例，C5/6：35 例，C6/7：33 例；平均経過観察期間 12.4 カ月）の後方視的解析では，術前後で ROM は 4.2→6.6 度へ，C2-C7 角は −0.4→5.8 度へ改善した．Mobi-C で locking 1 例，Prestige LP で subsidence 1 例を認めた．1 椎間 TDR と比較し，2 椎間 TDR では，ROM が約 2 倍となる傾向がみられ，C2-C7 角がほぼ同等の改善であったことは，妥当と思われた．神経根症状や頸部痛の NRS の改善傾向も，1 椎間 TDR と同様であった．Mobi-C や Prestige LP を用いた 2 椎間 TDR の海外の長期成績報告では ACDF と同等以上の成績の報告例が多く[1,2]，本邦における ACDF との比較検討

も課題である．

結　語

　当院における 2 椎間 TDR の短期成績は良好であると考えられた．今後は，さらなる症例の蓄積と長期成績の評価が必要である．

利益相反開示

本論文に関し，開示すべき COI はありません．

文　献

1) Radcliff K, Davis RJ, Hisey MS, et al：Long-term evaluation of cervical disc arthroplasty with the Mobi-C© cervical disc：arandomized, prospective, multicenter clinical trial with seven-year follow-up. *Int J Spine Surg* **11**：31, 2017

2) Gornet MF, Lanman TH, Burkus JK, et al：Two-level cervical disc arthroplasty versus anterior cervical discectomy and fusion：10-year outcomes of a prospective, randomized investigational device exemption clinical trial. *J Neurosurg Spine* **31**：508-518, 2019

Extended Abstract

第 38 回日本脊髄外科学会推薦演題抄録

多数回の脊椎脊髄手術にいたる要因についての検討

Risk Factors for Precipitating Multiple Spinal Cord Surgeries

北山真理[*1]　　西村泰彦[*2]　　中尾直之[*1]

Mari Kitayama, M.D., Ph.D.[*1], Yasuhiko Nishimura, M.D.[*2], Naoyuki Nakao, M.D., Ph.D.[*1]

はじめに

　脊椎脊髄疾患に対する手術は，多数回にわたることがある．多数回手術は，患者に身体的，精神的，社会的，また経済的な負担を強いるので，回避しなければならない．しかしながら，脊椎脊髄疾患の多数を占める脊椎変性疾患では，その特性上，術後いったん症状が改善しても，その後の加齢による変性に伴い，同部位の症状が再燃する場合や他部位の症状が新たに出現する場合があり，ふたたび手術が必要になることがある．そこで，今回，多数回の脊椎脊髄手術にいたる要因がわかれば，そのような事態を避けることができるのではないかと考え，調査するにいたった．

方　法

　2017 年 7 月～2022 年 12 月の期間に当科で脊椎脊髄手術を行った 250 例を対象に調査を行った．対象期間内に行った初回手術を「指標の手術」とし，術後合併症による手術（創傷治癒・髄液漏・術後出血に関する再手術）は除外した．

　本研究は，当大学倫理審査委員会の承認を得て行った（承認番号 3807）．

結　果

　多数回手術を受けていたのは，250 例中 87 例（35%）であった．年齢の中央値は 70 歳で，性別は男性 54 例，女性 33 例であった．手術回数は 2 回が 55 例（63%），3 回が 18 例（21%），4 回が 7 例（8%），5 回が 5 例（6%），6 回が 2 例（2%）であった．

　疾患については，「脊椎変性疾患」，「靱帯骨化症」，「腫瘍」，「血管病変」，「外傷」，「先天性疾患」および「その他」に分類したところ，多数回手術を受けた疾患が同じカテゴリーであったのは 73 例（84%），違うカテゴリーであったのは 14 例（16%）であった．「その他」を除外し，同じカテゴリーの疾患で，多数回手術を受けた群（72 例）と単回手術群（160 例）で比較したところ，「脊椎変性疾患」で多数回手術を受けていることが多かった（p = 0.0368）（**Table 1**）．

　部位については，同じレベルで多数回手術を受けたのは 13 例（15%），同じ範囲（頚椎，胸椎，腰椎）が 24 例（28%），異なる範囲（頚椎-頚椎以外，胸椎-胸椎以外，腰椎-腰椎以外）が 50 例（57%）であった．具体的には，「頚椎-腰椎」の組み合わせで手術を受けた群が 37 例（43%）と最も多かった．

　体型に関しては，日本肥満学会の判定基準に基づき，「低体重」，「普通体重」，「肥満（肥満 1 度・2 度）」，「高度肥満（肥満 3 度・4 度）」に分類し，多数回手術群と単回手術群を比較したところ，多数回手術群（87 例）では「高度肥満」が多く，単回手術群（163 例）では少なかった（p = 0.0290）（**Table 2**）．

考　察

　脊椎脊髄疾患の再手術率は，3.3～31.7% と報告されている[1]．疾患や術式単位での再手術率の報告は多数あるが，脊椎脊髄疾患全体を対象とした報告は少ない．脊椎脊髄疾患全体が対象で，術後合併症による手術を含めない今回の調査では，多数回手術の症例は全体の 35% で

[*1] 和歌山県立医科大学脳神経外科／Department of Neurological Surgery, Wakayama Medical University
　連絡先：〒641-8510　和歌山市紀三井寺 811-1　和歌山県立医科大学脳神経外科　北山真理〔Address reprint requests to：Mari Kitayama, M.D., Ph.D., Department of Neurological Surgery, Wakayama Medical University, 811-1 Kimiidera, Wakayama-shi, Wakayama 641-8510, Japan〕
[*2] 和歌山向陽病院脳神経外科脊椎脊髄外科センター／Department of Neurosurgery, Spinal Surgery Center, Wakayama KOYO Hospital

Table 1 Comparison of multiple surgery and single surgery incidence rates by disease

	Multiple surgery (n = 72)	Single surgery (n = 160)
Spinal degenerative disease	62 (86.11%)	103 (64.38%)
Ossification of ligament	3 (4.17%)	17 (10.63%)
Spinal tumor	4 (5.56%)	24 (15.00%)
Vascular disease	1 (1.39%)	4 (2.50%)
Trauma	0 (0.00%)	3 (1.88%)
Congenital disease	2 (2.78%)	9 (5.63%)

Pearson chi-square test, p-value = 0.0368

Table 2 Comparison of multiple surgery and single surgery incidence rates by body types

Japan Society for the Study of Obesity assessment criteria	Multiple surgery (n = 87)	Single surgery (n = 163)
Underweight (BMI less than 18.5)	4 (4.60%)	10 (6.13%)
Normal weight (BMI 18.5 or more and less than 25)	47 (54.02%)	101 (61.96%)
Obesity (BMI 25 or more and less than 35)	30 (34.48%)	51 (31.29%)
Severe obesity (BMI over 35)	6 (6.90%)	1 (0.61%)

Pearson chi-square test, p-value = 0.0290
BMI：baby mass index

あった．また，同一症例に対する再手術は2～3回程度であることが多いと報告されており[2]，今回の調査でも同様の傾向が認められた．

今回の調査で多数回手術症例の内訳として，疾患別では「脊椎変性疾患」，部位別では「頚椎–腰椎」の組み合わせが多かった．当初の予想どおりの結果であった．元来，脊椎変性疾患では，頚椎と腰椎の両方に病変が存在することは少なくない．Inoueら[3]は，cadaveric studyで頚椎と腰椎の両方に骨性脊柱管狭窄を認めたのは0.9～5.4%，MRIを用いたpopulation-based studyで頚椎と腰椎の両方に放射線学的脊柱管狭窄を認めたのは11.0%，また腰部脊柱管狭窄症患者の8.7～60.0%で頚部脊柱管狭窄症が併存すると報告している．さらには，時間経過や初回手術の影響によって脊椎の変性が進行し，初回手術を行った範囲とは異なる範囲に新たな病変が出現したり，当初は無症候性であった異なる範囲の病変が症候性に変化したといったことが理由として考えられる．

体型については，単回手術群と比べ多数回手術群で「高度肥満」の割合が多かった．肥満が脊柱変性を加速させ，手術回数を増やす可能性があるため，体重管理には注意が必要である．

脊椎脊髄疾患全体を対象とした今回の調査では，多数回手術にいたった疾患は「脊椎変性疾患」，体型は「高度肥満」が多かった．ただ，脊椎変性疾患症例，高度肥満症例でも単回手術で済んでいる場合もある．真の要因を突き止めるには単施設のかぎられた症例を対象とする調査では不十分であり，今後，多施設研究が期待される．

結　語

今回の調査では，多数回手術にいたる要因は「脊椎変性疾患」と「高度肥満」であった．

利益相反開示

著者全員は日本脳神経外科学会へのCOI自己申告を完了しています．本論文の発表に関して開示すべきCOIはありません．

文　献

1) Walid MS, Zaytseva N, Porubaiko L, et al：Recurrent spine surgery patients in hospital administrative database. *Ger Med Sci* **10**：Doc03, 2012

2) Cohen FL, Roberts GW：Multiple operations on the same patient. *Surg Neurol Int* **3**（Suppl 3）：S238-243, 2012

3) Inoue T, Ando K, Kobayashi K, et al：Primary cervical decompression surgery may improve lumbar symptoms in patients with tandem spinal stenosis. *Eur Spine J* **30**：899-906, 2021

Extended Abstract

第 38 回日本脊髄外科学会推薦演題抄録

出血発症し，保存的加療で良好な経過を得た神経根軟膜動脈解離性動脈瘤の 1 例

Conservative Treatment for a Dissecting Aneurysm of the Radiculopial Artery
―A Case Report and Literature Review―

金　恭平　　平松匡文　　安原隆雄　　川上真人　　佐々田　晋　　杉生憲志　　田中將太

Kyohei Kin, M.D., Ph.D., Masafumi Hiramatsu, M.D., Ph.D., Takao Yasuhara, M.D., Ph.D., Masato Kawakami, M.D.,
Susumu Sasada, M.D., Ph.D., Kenji Sugiu, M.D., Ph.D., Shota Tanaka, M.D., Ph.D.

はじめに

　硬膜動静脈瘻などの動静脈シャント疾患を伴わない脊髄動脈瘤（isolated spinal artery aneurysm：ISAA）はまれな疾患であり，確立した治療戦略は存在しない．われわれは，出血発症した ISAA である神経根軟膜動脈解離性動脈瘤に対し，保存的加療を行い良好な経過を辿った症例を経験したため，文献的考察を加え報告する．（当施設倫理委員会承認番号：IRB#1911-023）．

症例提示

　患者は 57 歳，男性．

　突然発症した右下肢痛を主訴に近医を受診し，当科紹介となった．頭蓋内には出血性病変を認めず（**Fig. 1 a**），発症 5 日後に撮像した MRI では L2 レベルを中心に脊髄腹側の硬膜内に血腫を認めた（**Fig. 1 b～d**）．精査目的に施行した脊髄血管造影を施行したところ，左第 2 腰椎分節動脈の造影で左神経根軟膜動脈（radiculopial artery：RPA）から両側の後脊髄動脈（posterior spinal artery：PSA）が描出され，左 RPA の途中の T12～L1 レベルが紡錘状に拡張しており，解離性動脈瘤が疑われた（**Fig. 1 e～h**）．直達術と血管内治療のいずれにおいても，この RPA を温存した治療は困難であり，この RPA 閉塞により新たな神経症状を呈する可能性が高いと考えられたため，血圧管理による保存的加療を選択した．

　右下肢痛は自然軽快し，発症 3 週後に施行した脊髄血管造影では動脈瘤の縮小を認めた（**Fig. 1 i, j**）．新たな神経症状の出現もみられなかったため，自宅退院・外来

follow up となった．その後も再破裂なく経過し，MRI で描出される動脈瘤も経時的に縮小していった（**Fig. 1 k～m**）．

考　察

　ISAA は，無症候性に発見されることはほとんどなく，出血による症状出現を契機に発見されることがほとんどであるため，外科的加療を試みられることが多い．その一方で，母血管閉塞により広範囲の脊髄梗塞をきたす可能性が高い症例や動脈瘤へと到達することが困難な症例に対しては，保存的加療が選択されている．

　ISAA は囊状動脈瘤のほかに，解離性動脈瘤，仮性動脈瘤のいずれの形態も取り入れており，脊髄後方よりも前方に発生する頻度が高いことが知られている．Kim ら[1]は，本症例のように脊髄後方に発生した ISAA は，解離性動脈瘤が多いことを報告した．解離性と考えられる ISAA は自然退縮することがしばしば経験される．そのため，Abdalkader ら[2]は，保存的加療を第一選択とし，血腫や動脈瘤が mass effect を呈する場合や動脈瘤が自然退縮しない場合にのみ外科的加療を行うという治療戦略を提案している．

　われわれが渉猟したかぎり，これまでに 144 例 159 個の ISAA が報告されており，そのうち 45 例 53 個で保存的加療が選択されていた（**Fig. 2**）．その中で再出血をきたしたのはわずか 2 例 4 個であり，全例が頚椎レベルの動脈瘤であった．本症例では形状および経過から解離性動脈瘤と考えられた．われわれが渉猟したかぎり，解離

岡山大学大学院脳神経外科／Department of Neurological Surgery, Okayama University Graduate School of Medicine, Dentistry, and Pharmaceutical Sciences

連絡先：〒700-8558 岡山市北区鹿田町 2-5-1　岡山大学大学院脳神経外科　金　恭平〔Address reprint requests to：Kyohei Kin, M.D., Ph.D., Department of Neurological Surgery, Okayama University Graduate School of Medicine, Dentistry, and Pharmaceutical Sciences, 2-5-1 Shikata-cho, Kita-ku, Okayama-shi, Okayama 700-8558, Japan〕

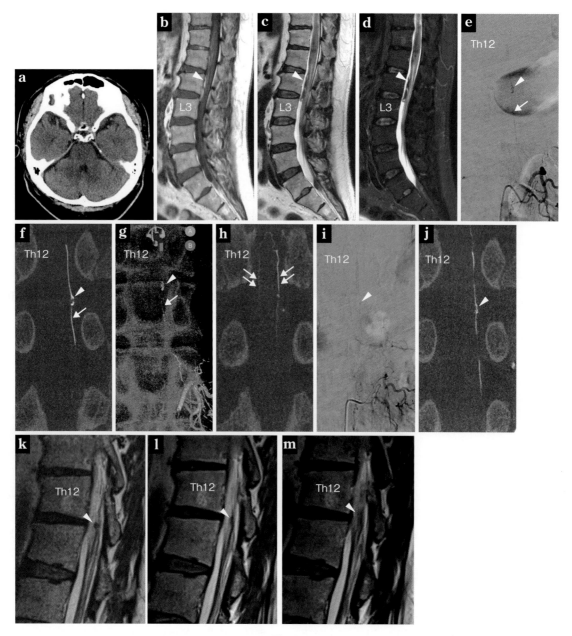

Fig. 1
a : Computed tomography (CT) imaging at admission showing no abnormal findings.
b 〜 d : Plain magnetic resonance images (MRI) at admission (b : T1-weighted imaging, sagittal view, c : T2-weighted imaging, sagittal view, d : short-tau inversion recovery imaging, sagittal view) revealing a subdural hematoma at the L2 level.
e 〜 g : Anterior-posterior (A-P) view of spinal angiography (e), the coronal view of the slab maximum intensity projection (MIP) image from 3D-rotational angiography (f), and the 3D digital subtraction angiography (g) illustrating a fusiform aneurysm (arrowhead) of the left radiculopial artery (arrow) at the level of Th12/L1.
h : The slab MIP image showing the right and left posterior spinal arteries fed by the L2 segmental artery via the left radiculopial artery with a fusiform aneurysm.
i, j : Spinal angiography (i) and the slab MIP image from 3D-rotational angiography (j), demonstrating shrinkage of the fusiform aneurysm.
k 〜 m : T2-weighted imaging, sagittal view at one month (k), three months (l), and six months (m) after onset, showing gradual shrinkage of the aneurysm.

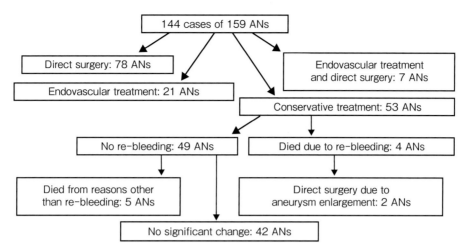

Fig. 2 Literature review on the treatment of ISAA

性動脈瘤を示唆する紡錘状の動脈瘤が再出血をきたした報告はわずか1例であった[3]．これらの報告を踏まえると，本症例のような胸腰椎レベルのISAAで，なおかつ解離性動脈瘤を示唆する紡錘状の動脈瘤である場合，保存的加療は妥当な選択肢かもしれない．

利益相反開示

著者全員は日本脳神経外科学会へのCOI自己申告を完了しており，本論文の発表に関して開示すべきCOIはありません．

文　献

1) Kim HJ, Choi IS：Dissecting aneurysm of the posterior spinal artery：case report and review of the literature. *Neurosurgery* 71：E749-756, 2012
2) Abdalkader M, Samuelsen BT, Moore JM, et al：Ruptured spinal aneurysms：diagnosis and management paradigms. *World Neurosurg* 146：e368-377, 2021
3) Yoong MF, Blumbergs PC, North JB：Primary（granulomatous）angiitis of the central nervous system with multiple aneurysms of spinal arteries. Case report. *J Neurosurg* 79：603-607, 1993

学会案内

第 40 回日本脊髄外科学会

会　　期　2025 年 6 月 12 日（木）〜13 日（金）
会　　場　秋田キャッスルホテル（〒 010-0001 秋田県秋田市中通 1-3-5）
　　　　　秋田市にぎわい交流館 AU（〒 010-0001 秋田県秋田市中通 1-4-1）
会　　長　菅原　卓（秋田県立循環器・脳脊髄センター脊髄脊椎外科）

テ ー マ　知行合一 ―エビデンスの構築と標準治療の検証―
プログラム　1. シンポジウム
　　　　　　　・頚椎疾患の標準治療とエビデンス
　　　　　　　・腰椎疾患の標準治療とエビデンス
　　　　　　　・脊髄腫瘍の標準治療とエビデンス
　　　　　　　・脊髄血管障害の標準治療とエビデンス
　　　　　　　・慢性疼痛の標準治療とエビデンス
　　　　　　　・新規医療機器の導入と開発の現状
　　　　　　　・ビデオシンポジウム：内視鏡手術
　　　　　　　・ビデオシンポジウム：私のこだわり
　　　　　　2. 学術領域委員会企画シンポジウム
　　　　　　3. KSNS Lecture
　　　　　　4. 一般演題（口演／ポスター）
　　　　　　5. ハンズオンセミナー
　　　　　　6. ランチョンセミナー
　　　　　　7. イブニングセミナー
参 加 費　会員・非会員医師 15,000 円，メディカルスタッフ・研修医 5,000 円，
　　　　　医学部生　無料
参 加 受 付　事前登録（オンライン）を原則とします．

＜事 務 局＞　秋田県立循環器・脳脊髄センター脊髄脊椎外科診療部
　　　　　　　〒 010-0874 秋田県秋田市千秋久保田町 6-10
＜連絡事務局＞　株式会社コンベックス
　　　　　　　〒 106-0041 東京都港区麻布台 1-11-9　BPR プレイス神谷町
　　　　　　　TEL：03-3505-1600　　FAX：03-3505-3366
　　　　　　　Email：nsj2025@convex.co.jp　　URL：https://nsj2025.umin.jp

第 40 回日本脊髄外科学会　第 23 回教育セミナー

　脊椎脊髄外科疾患の基礎知識の学習や，脊髄外科診療のレベルアップ，脊椎脊髄外科手技の理解と習得を目的として行う日本脊髄外科学会共催セミナーです．

日　　時　2025 年 6 月 14 日（土）　9：30〜17：15
場　　所　秋田市にぎわい交流館 AU 3F 多目的ホール
委 員 長　乾　敏彦（社会医療法人寿会富永病院）
定　　員　現地参加 200 名　※後日オンデマンド配信あり
登　　録　事前登録（オンライン）を原則とします．詳細は学会 HP にてご案内いたします．
受 講 料　日本脊髄外科学会会員 5,000 円，非会員 10,000 円（テキスト代・昼食代含む）

第 25 回「都留賞」

都留賞は，北海道大学脳神経外科初代教授の故都留美都雄先生のご遺族および北海道大学脳神経外科同門会有志のご寄付によって設立された都留基金を基にして創設されました．1996 年より脊椎・脊髄疾患に関する優秀論文 1 編を毎年選出し，日本脊髄外科学会の学術集会で授与していました．2011 年に第 15 回で終了しましたが，脊椎脊髄外科を志す若手脳神経外科医のモチベーションを高めるうえでも，その終了を惜しむ声が多くありました．このため，退官後の都留先生が名誉院長を務められた北海道脳神経外科記念病院が後援する形で，2016 年より第 16 回都留賞として復活しました．

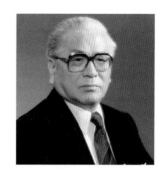

第 25 回都留賞は，第 40 回日本脊髄外科学会（2025 年 6 月 12～13 日，秋田開催，会長：菅原　卓先生）で発表と授与を予定しております．基本的には，若手脳神経外科医を対象としますが，年齢制限などは設けません．原則として，過去に都留賞を受賞された先生は対象外となります．下記が応募・選考規定です．多数の応募をお待ちしております．

都留賞事務局代表　小柳　泉

▶ **選考規定**

選考対象：2024 年 1 月から 12 月に出版された脊椎・脊髄疾患に関する原著論文

応募資格：脳神経外科医，脊椎脊髄外科を専攻する研究者（過去の都留賞受賞者は原則として対象外）

応募方法：応募論文の PDF ファイルと応募者の履歴書（研究歴，連絡先を含む）を，メールで下記の都留賞事務局まで送ってください．

締め切り：2025 年 4 月 30 日（水）

選考方法：都留賞選考委員会で厳正に審査を行って選出します．

選考委員：小柳　泉（選考委員長），高安正和，金　　彪，飛騨一利，中瀬裕之，水野正喜，髙見俊宏

賞：賞状と副賞 10 万円

受賞者の発表と表彰：第 40 回日本脊髄外科学会の開催中に行います．

論文の応募先・連絡先：〒 063-0869　札幌市西区八軒 9 条東 5 丁目 1-20
北海道脳神経外科記念病院内
都留賞事務局　小柳　泉
Tel：011-717-2131，Fax：011-717-2688
E-mail：koyanagi@hnsmhp.or.jp（メールでの応募論文送り先）

委員会通信
Committee Correspondence

◆ 脊椎脊髄外科専門医合同作業部会 ad hoc 委員会報告

1) 日本専門医機構サブスペシャルティ領域「脊椎脊髄外科専門医」制度が正式に運用開始

日本脊髄外科学会（NSJ）と日本脊椎脊髄病学会（JSSR）が協働して申請しておりました日本専門医機構サブスペシャルティ領域「脊椎脊髄外科専門医」については，2022年4月に日本専門医機構より機構認定サブスペシャルティ領域として認定されましたが，この度，日本専門医機構より専門研修制度整備基準についても正式に承認通知を受けました．したがって，脳神経外科・整形外科共通の「脊椎脊髄外科専門医」制度については，正式に日本専門医機構のもとで運用開始となります（Fig. 1）．

2) NSJ 技術認定医・技術指導医制度は「脳神経外科領域独自の技術認定制度」として継続

NSJ 技術認定医・技術指導医制度は「脳神経外科領域独自の技術認定制度」であり，日本専門医機構サブスペシャルティ領域「脊椎脊髄外科専門医」とは制度としての目的が異なりますので，今後も継続してまいります．したがって，日本専門医機構サブスペシャルティ領域「脊椎脊髄外科専門医」と日本脊髄外科学会による「脳神経外科領域独自の技術認定制度」の2つの専門医・技術認定制度が併存となります．

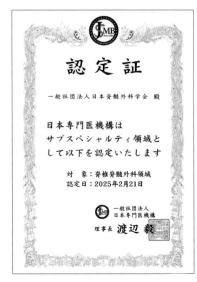

Fig. 1 日本専門医機構からの認定証

（文責：委員長　髙見俊宏）

◆ 頚椎人工椎間板委員会 ad hoc 委員会報告

人工椎間板置換術と頚椎前方固定術もしくは頚椎前方減圧術の併用手術（Hybrid 手術）が昨年から解禁となりましたが，現時点での手術症例は多くありません．人工椎間板置換術2椎間の症例も伸び悩んでいますが，日本脊髄外科学会としては，2椎間手術の術後成績について報告する義務があります．

4月までに委員会内で症例数を確認し，論文化できるものを抽出し，論文作成に取りかかる予定でいます．安全な運用という面で，多椎間の人工椎間板置換術の安全性に疑問を抱いている委員がおられますが，当然のことと考えています．つきましては，これまで多くの手術を経験している施設の委員による2椎間手術，Hybrid 手術の経験および安全性についての講義を，委員会内で開催いたします．

近いうちに，脊椎脊髄関連学会にて2椎間手術の短期成績と1椎間の中期成績をまずは報告する予定で進めてまいります．

（文責：委員長　原　政人）

◆ Neurospine 編集委員会報告

1）掲載料金改定について

2025 年 1 月より Neurospine への論文採用後の掲載料が 100 ドル値上がりし，400 ドルから 500 ドルとなりました．昨今の世界的物価上昇や多くのジャーナルの投稿採用の料金引き上げを考慮すると致し方ない値上げかと思います．引き続き当学会員へは 30％の割引，編集や査読協力者にはさらに割引が考慮されます．

臨床雑誌として高いインパクトファクターも維持されており，引き続きのご投稿ご引用をよろしくお願い申し上げます．

2）特集企画について

2025 年 9 月出版予定の国際誌 Neurospine に日本脊髄外科学会からの特集を企画しております．タイトルは "Neurospine-NSJ：CVJ Challenges" であり，頭蓋頚椎移行部の難治性病変に対する診断や外科治療に関する論文を公募いたします．

投稿締め切りは 6 月末日を予定しておりますのでご周知いただければ幸いです．

当学会からも多数の論文投稿が期待される領域であり，応募までの準備期間も十分ございます．学会員の皆様からのご投稿をお待ちしております．

Neurospine ホームページ上でも特集の正式な案内が整いましたら，あらためて URL を通知いたします．

（文責：委員長　高橋敏行）

◆ 医療機器・薬剤委員会報告

現在，経皮的椎体形成術（PVP）用キットについて，厚生労働省医療課と折衝を行っております．また，脊柱管内治療〔経仙骨的脊柱管形成術（trans-sacral canal plasty）〕の適正使用指針について，三学会合同で策定作業を継続しています．

（文責：委員長　川西昌浩）

◆ 保険診療委員会報告

2026 年度の診療報酬改定（新設・改正）に向けて，医療技術提案は下記の 8 項目に決定し，要望書の作成を行っております．

技術・新規

脊柱管拡大減圧術・頚椎（顕微鏡下），脊髄嚢胞性疾患切除術，腰椎固定術（後方固定，椎体に達する）（内視鏡下）

技術・改正

脊柱管拡大減圧術・腰部（顕微鏡下）の複数椎間・脊髄誘発電位・画像等手術支援加算，脊髄腫瘍摘出術・髄内腫瘍（グリオーマ）の増点，脊髄腫瘍摘出術・髄外腫瘍の固定術加算，脊髄血管腫摘出術，椎間板内酵素注入療法の増点

（文責：委員長　菅原　卓）

◆ 生涯教育委員会報告

2025 年日本脊髄外科学会教育セミナーについて

　2025 年の教育セミナーは，第 40 回日本脊髄外科学会（会長　菅原　卓先生，会期 2025 年 6 月 12〜13 日，秋田市）学術プログラムの翌日開催となります．各分野のエキスパートである講師陣による脊髄・脊椎・末梢神経疾患の外科的治療に関する基本的事項から最新の知見，専門性の高い事項まで含めた，実臨床にも役立つ充実した内容の講義を目指しております．皆様の積極的なご参加をよろしくお願いします．脳神経外科専門医・脊髄外科認定医受験前の皆様はもちろんのこと，さらなる知識・技術の向上を目指す専門医・認定医の皆様にとっても非常に魅力的なプログラムにいたします．積極的なご参加をよろしくお願いします．

開 催 日：2025 年 6 月 14 日（土）
開催時刻：9：30〜17：15
開催形式：現地開催およびオンデマンド配信
会　　　場：にぎわい交流館 AU 3F 多目的ホール（学会会場と同じ）
定　　　員：現地参加 200 名
受講手続き：事前オンライン登録制（受講料：日本脊髄外科学会員 5000 円，非学会員 1 万円，昼食・テキスト代を含む）

座長：菅原　卓（1〜3），金　景成（4〜5），乾　敏彦（LS），高橋敏行（6〜8），髙見俊宏（9〜11）

1.	頭蓋頚椎移行部の解剖と手術（外傷を含む）	岩崎素之
2.	頚椎変性疾患に対する前方手術	東山巨樹
3.	中・下位頚椎の後方固定術（外傷を含む）	内藤堅太郎
4.	腰椎変性疾患に対する後方除圧術	佐々木　学
5.	末梢神経疾患の診断と手術	原　政人
ランチョンセミナー（LS）：脊髄外科の国際的潮流：日本と世界の視点から		下川宣幸
6.	頚椎変性疾患に対する後方除圧術	北山真理
7.	骨粗鬆症性椎体骨折の診断と治療	川西昌浩
8.	腰椎変性疾患に対する固定術	梅林大督
9.	脊髄血管障害の診断と手術	八木　貴
10.	脊髄腫瘍の診断と手術	黒川　龍
11.	小児脊髄疾患・脊髄空洞症の診断と手術	尾原裕康

（文責：委員長　乾　敏彦）

◆ 将来構想委員会報告

　将来構想委員会では，学会委員会の活動全体を俯瞰しながら，学会を次世代へつなぐための方策を練ってまいります．関連団体との交渉・折衝あるいは協働しながら，脊椎脊髄外科診療の発展に努めてまいります．

　これまで以上に広く社会に情報発信するために，学会ホームページの全面改修を準備しております(日本語版，英語版)．会員皆様への情報提供については，これまでどおりに学会バンク経由にて広く情報を配信してまいります．

（文責：委員長　髙見俊宏）

◆ 診療ガイドライン委員会報告

　「脊髄腫瘍診療ガイドライン」は学会員に無料配布の予定となり，発刊に向けて準備をしております．今後ガイドラインを作成するべきテーマについてご意見がございましたら，学会事務局までご連絡ください．
　皆様のご協力をお願いいたします．

（文責：委員長　菅原　卓）

『脊髄外科 SPINAL SURGERY』投稿および執筆規定

2025 年 4 月　改定

━━━ 募集要項 ━━━

論文審査について

投稿論文の採否は編集委員会で決定いたします．審査の結果，原稿の一部改正，または訂正を求めることがあります．

なお，筆頭著者は日本脊髄外科学会会員であることが原則となっておりますので，非会員の方は入会手続きを行ってください．

ただし，学生，コメディカルスタッフについては，学会会員が論文責任者になる場合に限り入会手続きなしでの投稿を認めます．

募集論文の種類について

論文掲載形式は，原著，総説，症例報告，Technical Note といたします．

論文種類	原稿枚数（400 字換算）	著者人数	刷上がり
原著	30 枚	7 名以内	6 頁
総説	30 枚	5 名以内	6 頁
症例報告	25 枚	5 名以内	5 頁
テクニカルノート	20 枚	5 名以内	4 頁

＊原稿枚数には英文抄録，文献，図，表，図説を含む．

投稿方法および送付内容について

1．投稿方法は原則メール添付とします．ただし郵送も受け付けます．
2．投稿の際は以下を提出してください．

・投稿申請書および連絡票
　＊本誌収載のものまたは学会ホームページ（http://www.neuro spine.jp/）よりダウンロードして使用ください．
・論文原稿（表紙，英文抄録，本文，文献，図表の説明文，図表データ）
2．郵送の場合は上記をプリントアウトしたものと，原稿データの入った CD-R を提出してください．

倫理性，個人情報について

人を対象とした医学系研究については，日本脳神経外科学会の「人を対象とする生命科学・医学系研究の学会発表や論文投稿において遵守すべき倫理指針」に沿った対応がとられていることが必要です．研究倫理審査が必要な論文については，あらかじめ審査・承認を得て，論文中に承認番号を記載してください．

症例報告については，日本脳神経外科学会の「症例報告を含む医学論文及び学会発表における患者プライバシー保護に関する指針」を遵守し，症例報告についての患者らの同意を得た旨を論文中に記載してください．また，医薬品の適応外使用や国内未承認医療材料の臨床使用を含む報告については，所属に設置されている関連委員会（倫理審査委員会，未承認新規医薬品等審査委員会等）において使用の承認を得たうえで，論文中に承認番号を記載してください．

動物を用いた研究については「実験動物の飼養及び保管並びに苦痛の軽減に関する基準」（平成 18 年 4 月　環境省告示第 88 号）などを遵守して行われた研究である必要があります．

━━━ 執筆要項 ━━━

原稿の体裁について

1．原稿サイズは A4 判を用いてください．
2．原稿は「表紙→英文抄録→本文→文献→図・表の説明文」の順とし，必ず英文抄録から通しナンバーを入れてください．
3．表紙には，以下のデータを記してください．なお，論文タイトル，著者名，所属，連絡先は和英併記とします．
　①論文タイトル ②著者名 ③所属 ④連絡先 ⑤key words 5 個以内（英語）

記述・用語について

1．専門用語以外は常用漢字，現代かなづかいを用いてください．なお，脳神経外科関係の医学用語については『脳神経外科用語集』（日本脳神経外科学会用語委員会編），神経内科関係の医学用語については『神経学用語集』（日本神経学会用語委員会編）を参照ください．
2．文献，人名，薬品名，地名は原語を用いてください．
3．略語は文中で"習慣的に用いられている略語"のみとし，初出箇所で必ず full-term をご記入ください．
4．数字は算用数字を用い，度量衡の単位は CGS 単位で，m, cm, mm, cm^2, l, dl, kg, g, mg, ng, hr, min, sec, msec などとしてください．髄液細胞数は/mm^{3}もしくは/μl と表します．脊椎のレベルについて述べる場合には，C4, C5, C6 あるいは C4-6 という表記にしてください．椎間腔について述べる場合には，C4-5, C5-6 あるいは C4/5, C5/6 という表記にしてください．胸椎は T，腰椎は L という表記とし，頚椎に準じます．

論文の構成について

1．英文抄録（abstract）は必ず添えてください．形式は本誌掲載時と同様，表題，著者名，所属を明記し，内容は，目的，方法，結果，結論を簡潔明瞭に示し，新しく重要な知見を明らかにしてください．分量は 250〜400 語とします．また，最後に key word も付してください．key words は 5 個以内（英語）とします．
2．本文は多くの場合，「緒言（はじめに）」，「材料と方法・症例」，「結果（または症例のまとめ）」，および「考察」から構成されます．
　【緒言】研究の目的，研究を行う理由，その背景を簡潔に述べてください．
　【方法・症例】すでに発表されている場合には詳述は避けるが，最小限の情報は提供するようにしてください．
　【結果】簡潔に記述してください．
　【考察】新たな知見を強調し意味付けを行うが，方法・結果に述べてある詳しい情報は繰り返さないでください．
3．研究費交付および謝辞などは，本文の末尾に表記してください．

文献について

1．文献は，初出順に番号を付けてください．本文の該当箇所には，文献番号をカッコ付きで示してください．以下に文献の記載法を記しますので，これらの例に沿って文献を入力してください．

［雑誌の場合］
著者名（3 名まで）：題名．誌名　巻：頁（初めと終わりの頁），発行年（西暦）
【例】
1) Mizuno J, Nakagawa H, Inoue T, et al：Clinicopathological study of "snake-eye appearance" in compressive myelopathy of the cervical spinal cord. *J Neurosurg*（*Spine2*）99：162-168, 2003
2) 高橋敏宏，冨永悌二，横堀寿光，他：Cervical interbody fusion cage（CIF）によるヤギ屍体腰椎前方固定の生体力学的検討．脊髄外科　**15**：1-6，2001

［書籍の場合］
著者名（3 名まで）：書名．発行地，発行所，発行年（西暦），頁（初めと終わりの頁）
【例】
3) Nakagawa H, Mizuno J：Threaded interbody cage fixation for cervical spondylosis and ossification of the posterior longitudinal ligament. in Bensel EC（ed）：Spine Surgery：Techniques, Complication Avoidance and Management（2nd edition）. Philadelphia, Elsevier Churchill Livingstone, 2005, pp363-369
4) 宮坂和男：脊髄造影．阿部　弘（編）：脊髄の外科．東京，医学書院，1990，pp53-69

図・表および写真について

1．図・表の説明（図，写真には説明文を，表には表題）をそれぞれ英文で付けてください．
2．表，写真，図は，MS Word, Excel, PowerPoint 等を用いてデ

ジタルデータとして作成してください.
3. 被写体の人格権に留意してください.
4. 光学顕微鏡写真には,染色法と撮影時の倍率を入れてください.
5. 電子顕微鏡写真には,倍率を示すバーを記入してください.
6. カラー写真で掲載を希望される場合には,その旨申し出てください.著者の実費負担となります.
7. 図・表を他誌から引用する場合,著作権規定に従った引用許可は著者が取ってください.

著者校正について
1回のみ行います.

別刷について
別刷は 30 部まで無料です.別刷不要の方はその旨申し出てください.30 部以上の別刷希望の方は別途申し出てください.50 部単位で有料作製します.

著作権,出版権について
1. 他の雑誌,単行本の図・表などをそのまま,もしくは修正を加えて引用するときは,著作権規定に照らした引用許可を得ることが必要です.その際,出典を明らかにし,引用許可を受けていることを図,表の説明に英文で明記してください.また,出版社や著者から得た許可証を原稿に添えて提出してください.
2. 本誌に掲載された論文(figure と table を含む)の著作権と出版権は,一般社団法人日本脊髄外科学会に帰属します.

利益相反開示について
論文の末尾に「利益相反開示」として,その有無ならびに自己申告情報をまとめて記載ください.日本脊髄外科学会 HP の<定款・規則等>のページより「医学研究の COI(利益相反)に関する細則」をご覧いただき,掲載されている条件に照らしてご記載ください.なお,以下の 2 点の細則が 2015 年度より変更になっておりますのでご注意ください.
  1) 申告・開示の対象期間が 1 年から 3 年に変更されています.
  2) 臨床研究の COI,データ,議事録を研究終了報告から 5 年間保存(細則第 4 条に追記)に変更されています.

──── Extended Abstract の投稿および執筆要項 ────

＊論文概要として Extended Abstract の投稿を受け付けます.full paper で発表する前の先行発表,また他誌に full paper で掲載されている内容の紹介ができます.

執筆分量
2,500 字以内(刷上がり・2 頁以内)
＊上記制限に文献,図表(3 点以内,なくても可/1 点 400 字換算),図説を含む.

論文審査について
投稿論文の採否は編集委員会で決定します.審査の結果,原稿の一部改正,または訂正を求めることがあります.

原稿の体裁
上記執筆要項に準じます.
なお,abstract(英文抄録),key word は本形式では不要とし,文献は 3 つ以内とします.

著者人数について
臨床研究は 7 名以内,症例報告は 5 名以内としてください.

記述言語
本文の使用言語は日本語のみとします.ただし,①専門用語,②原語で記載すべき箇所,③図説および図表内使用文字については英語記述することとします.

本文の構成
1. 本形式は論文概要であり,full paper に対する導入,前書きではありません.full paper に準じる形で目的,方法,結果,考察などを明瞭かつ簡潔にまとめてください.
2. 内容が総説やレビューであるものは,本形式では掲載しません.
3. 研究費交付および謝辞などは,本文の末尾に表記してください.

【重要】
このほか,本形式はその性質上,以下の場合が想定されますのでご留意のうえ適宜ご対応ください.
1. すでに他誌に full paper が掲載されている,あるいは掲載が決定している論文を Extended Abstract として投稿する場合:

・すでに他誌に掲載されている,あるいは掲載が決定している full paper が存在する旨を脚注として明記させていただきますので,投稿の際に,①共著者名,②論文タイトル,③誌名,④巻数,⑤発刊年,⑥頁数を明示し,該当箇所のコピーを同封してください.
・先行刊行物の版権保持者に自著の二次刊行物として,他誌掲載許可をお取りください.
・図表の再使用については,上記許可がとれた場合のみ再使用可能とします.その際は出典箇所(筆頭著者名,発刊年)を明示してください.
2. 将来他誌に full paper として投稿する場合:
・図表については full paper への掲載を優先いただくか,まったく同一のものにならないよう適宜ご対応ください.

別刷について
基本的にお作りいたしません.別刷り希望の方はその旨申し出てください.50 部単位で有料作製します.

その他の要項については上記執筆要項に準じます.

──── 原稿送付先 ────

郵送での投稿
〒 113-0033
東京都文京区本郷 6-17-9　本郷網ビル
(株)三輪書店　気付
日本脊髄外科学会機関誌
『脊髄外科 SPINAL SURGERY』編集局分室
TEL 03-3816-7796　FAX 03-3816-7756

メールでの投稿
E-mail:jsss-annex@miwapubl.com

「脊髄外科」投稿申請書

(コピーないし学会ホームページよりダウンロード可)

　下記の論文を日本脊髄外科学会機関誌「脊髄外科」に投稿いたします．なお，他誌への類似論文の投稿はいたしません．本研究では，原則的に適応外の薬剤・医療機器等を使用していません．ただし，適応外使用がある場合には，施設の倫理委員会から承認が得られていることを論文中に明記しています．

　また，日本脳神経外科学会の「人を対象とする生命科学・医療系研究の学会発表や論文投稿において遵守すべき倫理指針」「症例報告を含む医学論文及び学会発表における患者プライバシー保護に関する指針」を遵守しています．

論文題名：＿＿＿＿＿＿＿＿＿＿＿＿＿＿＿＿＿＿＿＿＿＿＿＿＿＿＿＿＿＿＿＿＿＿＿＿＿

□患者・被検者より同意を得ている，または所属施設における倫理委員会等の承認を得ている
　（□に✓を入れてください）

	ご 所 属	ご 署 名
筆頭著者：	＿＿＿＿＿＿＿＿＿＿＿	＿＿＿＿＿＿＿＿＿＿＿
共 著 者：	＿＿＿＿＿＿＿＿＿＿＿	＿＿＿＿＿＿＿＿＿＿＿
	＿＿＿＿＿＿＿＿＿＿＿	＿＿＿＿＿＿＿＿＿＿＿
	＿＿＿＿＿＿＿＿＿＿＿	＿＿＿＿＿＿＿＿＿＿＿
	＿＿＿＿＿＿＿＿＿＿＿	＿＿＿＿＿＿＿＿＿＿＿

提出年月日：＿＿＿＿＿＿＿　　年　　　　　月　　　　　日　提出

「脊髄外科」連絡票　　受付No.：＿＿＿＿＿

和文：	表題：
	著者：　　　　　　　　所属：

英文：	表題：
	著者：　　　　　　　　所属：

掲載希望 (いずれかに○を付けて下さい)：　　原著　　総説　　症例報告　　Technical Note　　Extended Abstract

論文内容：本文　　　　ページ　／　文献・抄録・図表説明　　　　ページ

　　　　　図　　　点　／　表　　　点　／　写真・図・表の返却：　　希望する　　希望しない

原稿校正者氏名：＿＿＿＿＿＿＿＿＿＿　E-mail：＿＿＿＿＿＿＿＿＿＿

住所：＿＿＿＿＿＿＿＿＿＿＿＿＿＿＿＿＿＿＿＿＿＿＿＿＿＿＿＿＿

電話：＿＿＿＿＿＿＿＿＿　FAX：＿＿＿＿＿＿＿＿＿

Information for submitting Manuscripts to *SPINAL SURGERY*

Revised in April, 2025

SPINAL SURGERY is the official journal sponsored by Neurospinal Society of Japan and publishes original papers on the relevant field. The Journal encourages authors from all countries to submit papers in any one of the following four categories : Original Articles, Review Articles, Case Reports and Technical Notes.

Manuscript Submissions

Submission

Manuscripts are to be submitted in triplicate as a complete set of all materials including the manuscript and all figures, tables and forms. Figures and tables should be submitted in data form. Authors are advised to retain copies of their submitted manuscripts and correspondence because they cannot be returned as a rule.

Manuscript submissions should be addressed to :

Editorial Office of the Japanese Society of Spinal Surgery
c/o Miwa-Shoten Ltd.
6-17-9-2F
Hongo, Bunkyo-ku, Tokyo 113-0033, Japan

For inquiries please refer to the contact information below.
Phone : +81-3-3816-7796
FAX : +81-3-3816-7756
E-mail : jsss-annex@miwapubl.com

Acceptance

1. Every submission is reviewed by the Editorial Board.
2. Manuscripts will be evaluated by Three reviewers.
3. The Editorial Board reserves a right to refuse any material for publication : final acceptance or rejection rests with the Editorial Board.
4. Confirm that the necessary procedures followed in experiments on human subjects were conducted in accordance with "Ethics Policies of Neurologia medico-chirurgica, the official journal of the Japan Neurosurgical Society".

Article types and limitations

Types	Limitations		Number of authors	Printed pages :
		Total words		
Original Article	Title≤50 words	≤3000	≤7 people	≤6
Review Article	250≤Abstract≤400	≤3000	≤5 people	≤6
Case Report	Key words≤5 terms	≤2500	≤5 people	≤5
Technical Note		≤2000	≤5 people	≤4

*The limitation for each manuscript includes abstract, references, figures, tables and legends.

Manuscript Preparation

All manuscripts submitted to the journal must comply with the following instructions.

Manuscript Style

1. Type double-spaced throughout with 12-point type face, on A4 paper. As to photos, they must be printed on one sided good quality paper.
2. Manuscript sections should be presented in the following order on separate pages : (i) Title page, (ii) abstract and key words, (iii) Text, (iv) References, (v) Tables, (vi) Figure legends. All pages must be consecutively numbered, beginning with the abstract page.

(i) Title page : The first page must include the title, full names of the authors with academic degrees, affiliation of the authors, the address for mailing proofs, phone number and fax number.

(ii) Abstract and key words : The second page must include these and the abstract should not exceed 400 words nor be less than 250 words. State succinctly and clearly the *Purpose, Methods, Results* and *Conclusions*. Particularly, disclose new and important aspects of the study. The key words you can run up to 5 words or short phrases which are in English or Latin.

(iii) Text : As a general rule, the text of original articles should be organized with the following headings : *Introduction, Methods（materials and methods）, Results*, and *Discussion.*

Introduction
Provide briefly the purpose, reason and background of the investigation.

Methods
Include a minimum of information concerning the specific methods used to prepare the data unless they have been disclosed already.

Results
Give a simple description.

Discussion
Emphasize originality and state the importance of the investigation.

(iv) References : In the text itself, references should be cited using superscript Arabic numerals in the order in which they appear. In the reference list, the references should be numbered and listed in their order of appearance in the text.
References should be listed in the style of Index Medicus. See the following sample form :

Journal articles
Mizuno J, Nakagawa H, Inoue T, et al : Clinicopathological

study of "snake-eye appearance" in compressive myelopathy of the cervical spinal cord. *J neurosurg*（*spine2*）**99**：162–168, 2003

Chapters in a Book

Nakagawa H, Mizuno J：Threaded interbody cage fixation for cervical spondylosis and ossification of the posterior longitudinal ligament. in Bensel EC（ed）：Spine Surgery：Techniques, Complication Avoidance and Management（2nd edition）, Philadelphia, Elsevier Churchill Livingstone, 2005, pp363–369

As to tables and figure legends, see the following section of *Figures and Tables*.

Abbreviations and Units

1．Use the original languages when citing references, persons' or medicines' names and place-names.
2．Use only standard abbreviations, and make certain all abbreviations are spelled out in full-terms at first mention in the manuscript.
3．Use the CGS system of Units, such as m, cm, mm, cm^2, l, dl, kg, g, mg, ng, hr, min, sec and msec. You should also use/mm^3 or/μl for cell counts of the cerebrospinal fluid.

Figures and Tables

1．All figures need legends and all tables need titles, which should be typed on separate sheets and inserted last in the whole manuscript.
2．All figures and tables should be cited in consecutive order in the text.
3．All illustrations including line drawings and figures are classified as figures.
4．Images should be supplied in high-resolution if you send them electronically. And if supplied via postal mail, photographs should be supplied as sharp photo prints.

5．Pay attention to the personal rights of the subjects.
6．For optical micrographs, staining methods and original magnifications should be described.
7．For electron micrographs, bar measurements showing magnification should be described.
8．Authors should be responsible for the costs of color prints.
9．In citing figures or tables from other sources, the authors must obtain permission for reprints and acknowledge those original sources in the legends.

Galley proofs and Offprints

1．Galley proofs are sent to the authors, who can correct them once. Proofs are mainly for the purpose of correcting typesetting or some serious errors；alterations except indispensable corrections are not accepted.
2．Authors can put in for offprints with an order form which is sent to them with galley proofs. The form should be completed and returned to the editorial office with the proofs. The offprints are available free of charge for up to 30 copies. Where excessive copies are requested, the authors are charged per 50 copies.

Copyrights and Publishing Right

1．In citing texts, figures or tables from other issues, permission for reprints must be obtained and the permits issued by the authors or publishers should be submitted when the galley proofs are sent back.
2．The copyright and the publishing right of an article including all figures and tables vest solely in *Neurospinal Society of Japan* after the manuscript has been accepted for publication.

Conflict of interest

A disclosure statement of conflict of interest for the all authors has to be included in the manuscript.

Information for Submitting Mamuscripts to *SPINAL SURGERY*

Statement of Author Responsibility and Manuscript Originality

Send this form with the manuscript at submission to Spinal Surgery.

Manuscript Title :
_____

Please put a check mark （✓）
☐ Consent has been obtained from the patients, or examinees.
☐ Approval has been obtained from the ethics committee, etc. of the affiliated institution.

The authors state that this manuscript is submitted to Spinal Surgery, and is not being submitted or considered for publication elsewhere.

All authors must sign here :

Name (type or print)	Signature	Date
_____	_____	_____
_____	_____	_____
_____	_____	_____
_____	_____	_____

Communication Form

*Manuscript No. _____

(* This part will be used in the Editorial Office.)

Manuscript title :
_____

Authors :
_____

Affiliation :
_____

Type of the manuscript (Please circle one of the followings) :

       Original Article   Review Article   Case Report   Technical Note

Contents of the Manuscript :

      Text :   pages／References, Abstract and Figure legends :   pages

      Photograph and Illustration number :   Table number :   Figure legends :

Name of the corresponding author :   E-mail :
_____

Address :
_____

Phone :   Fax :

編 集 後 記

　最近，さまざまな研究会で講演の機会をいただくことが多い．その中で，講演内容についての質問を受けることは当然だが，整形外科の先生から，脳神経外科における「脊椎脊髄外科」のあり方や整形外科との役割分担について質問を受けることが多い．少しセンシティブな質問と捉える方もいるかもしれない．しかし，私はあくまで「ニーズ」の問題とお答えしている．もちろん，これは地域特性に依存する．診療圏に脊椎脊髄を扱う病院がなければ，整形外科であろうと脳神経外科であろうとニーズは高い．一方で，私の診療圏となる首都圏では，脊椎を専門とする多くの病院・クリニックが群雄割拠している．そこに私たちのニーズはあるだろうか．もちろん，ほとんどが紹介患者であり，紹介元が異なること，脳神経外科が得意とする（逆にいえば整形外科が好んで行わない）分野：脊髄腫瘍，血管障害，奇形，頭蓋底部病変をメインに行っている面も大きい．そこに明確にニーズはある．実際，紹介患者の約半数は整形外科からの紹介であり，私たちにとっては整形外科も大切なお客様である．整形外科が行いにくい神経領域を担うことは，脳神経外科医の必然的な使命である．とはいっても変性疾患は患者数が多いだけに否応なく日々訪れてくる．

　さて，今回は，脳神経外科医にとっても整形外科医にとっても興味深い話題が満載されている．遠藤先生には指導医の立場から脊髄硬膜動静脈瘻の診断のピットフォールと治療についてご教示いただき，腰・殿部痛の評価と対処法について金岡先生にレビューいただいた．酒井先生には metal-on-polyethylene 型人工椎間板置換術の手術成績について，Liew 先生・渡邉先生には MR neurography について概説いただいた．

　誌上フォーラムとして伊藤先生，黒澤先生に仙腸関節痛症例について提示いただき，國保先生，島内先生，千葉先生に best treatment について討議いただいた．武藤先生には次世代シークエンサーの悪性脊髄腫瘍への応用について概説いただいた．その他，原著2編（総腓骨神経障害，特発性脊髄硬膜外血腫），症例報告2編（前方固定術後の合併症，腰椎術後の総腓骨神経障害），Extended Abstract 6編（Duragen®の髄液漏予防効果，脊髄神経鞘腫手術における ICG の活用，CVJ-AVF における condylar fossa approach，2椎間人工椎間板置換術，多数回脊椎手術の要因，神経根軟膜解離による出血）について報告いただいた．

　大変読み応えある内容となっており，本誌が脊椎脊髄外科領域における知見の共有と議論の場として，皆様の臨床・研究活動の一助となることを願ってやみません．

（村田英俊）

脊髄外科 SPINAL SURGERY　　Vol. 39 No. 1

2025 年 4 月 25 日発行

1 部定価：会員は会費の中より配布．その他については本体 1500 円＋税 10%（配送料別）

編集・発行　一般社団法人　日本脊髄外科学会

編集局
　〒480-1195　愛知県長久手市岩作雁又 1-1
　　　　　　　愛知医科大学　脳神経外科内
　　Tel：0561-62-3311

事務局
　〒106-0041　東京都港区麻布台 1-11-9　BPR プレイス神谷町
　　　　　　　（株）コンベックス内
　　Tel：03-6432-0088　Fax：03-5425-1605

Published by Neurospinal Society of Japan. 1-1, Yazakokarimata, Nagakute-shi, Aichi 480-1195, Japan. © 2025, Printed in Japan

製作　株式会社 三輪書店（担当：瀬戸友貴・山岸清太郎）
　〒113-0033　東京都文京区本郷 6-17-9　本郷綱ビル
　　Tel：03-3816-7796　Fax：03-3816-7756

印刷所　三報社印刷（株）　Tel：03-3637-0005
広告申込所　（株）文栄社　Tel：03-3814-8541

本誌の内容の無断複写・複製・転載は，著作権・出版権の侵害となることがありますのでご注意ください．

ISBN978-4-89590-852-8　C3047

■「脊椎脊髄ジャーナル」で最速完売の特集号をアップデート＆新規10項目を追加！

脊椎脊髄・神経筋の神経症候学の基本
日常診療での誤診を防ぐ初めの一歩

好評書

編集　園生 雅弘（帝京大学脳神経内科 主任教授）

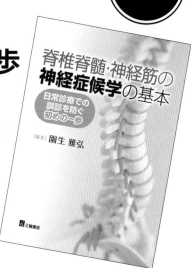

脊椎脊髄疾患・神経筋疾患の診断においては、症候学が出発点となるべきだが、MRIを筆頭とする画像診断の発達と普及の中で、この原点がしばしば忘れられているのではという懸念がある。MRIは確かに有用だが、それのみに頼って症候学的検討を疎かにすると、容易に誤診に陥る。

本書では、関連各科を志そうと考える初期・後期研修医、あるいは各科の専門医受験前後の若い医師を対象に、expert から脊椎脊髄疾患の病歴聴取・診察の tips をわかりやすく解説した。各論では実際に誤診しやすい疾患について実例を挙げながら論じた。

学んだ tips を実際に臨床応用して診断に役立つことを実感してもらい、脊椎脊髄・神経筋領域にさらに興味をもってもらえれば、とても嬉しいことである。

なお、内容は、主に「脊椎脊髄ジャーナル」の特集号「脊椎脊髄疾患診断のための神経症候学の基本」（2014年の27巻1号：最速完売）、「脊椎脊髄疾患と間違えられそうになった症例・疾患」（2018年の31巻2号）などの関連論文をもとにアップデート・加筆を行い、新規10項目も追加した。

本書の詳細はこちら▶

■ 主な内容

第1章　神経症候学の初めの一歩
1　脊髄障害の症候学の基本
　Ⅰ　脊髄の感覚路
　Ⅱ　忘れてはならない自律神経
　Ⅲ　脊髄の血管
　Ⅳ　脊髄原発の痛み
　Ⅴ　指腹のしびれ感
　Ⅵ　脊髄障害による痒み
2　末梢神経・筋障害の症候学の基本
　Ⅰ　末梢神経・筋障害による症状（symptom）
　Ⅱ　末梢神経・筋障害を示唆する徴候（sign）
　Ⅲ　解剖学的診断を行うための論理構築のポイント
3　筋力低下と徒手筋力テスト（MMT）
　Ⅰ　筋力低下：総論
　Ⅱ　MMT評価の原理と pitfall
　Ⅲ　MMTの臨床応用の実際
4　筋節
　Ⅰ　筋節の意義とその現状
　Ⅱ　筋節についての過去の研究
　Ⅲ　近年の筋節 update（筆者らの検討を含む）
5　腱反射
　Ⅰ　腱反射の原理と診察法
　Ⅱ　五大反射
　Ⅲ　逆転反射
　Ⅳ　脊髄脊髄疾患診断に有用ないわゆる病的反射
　Ⅴ　脊椎脊髄疾患診断における腱反射診察のTips
6　いわゆる Barré 試験と Mingazzini 試験
　Ⅰ　Barré と Mingazzini の時代（20世紀初頭）
　Ⅱ　錐体路症候群（錐体路徴候）
　Ⅲ　Barré の下肢試験
　Ⅳ　Mingazzini の下肢試験
　Ⅴ　Mingazzini の上肢試験
　Ⅵ　Barré の上肢試験（手指開扇徴候）
　Ⅶ　腕回内下降試験（腕回内試験）
　Ⅷ　その他の軽微な錐体路徴候
7　感覚障害
　Ⅰ　病歴聴取
　Ⅱ　神経学的診察
　Ⅲ　頸椎症による感覚障害
　Ⅳ　上位頸髄高位病変の症候学
　Ⅴ　高度に発達したヒトの後索・内側毛帯系
　Ⅵ　Brown-Séquard 症候群の無視された感覚障害
　Ⅶ　前脊髄動脈症候群における感覚症候
　Ⅷ　脊髄の感覚症候学の新しい考え方
　Ⅸ　症候学上の pitfall ― 偽性局在性感覚症候
8　胸腹部のデルマトームと感覚障害
　Ⅰ　脳病変による胸腹部感覚障害
　Ⅱ　頸髄を含む脊髄起源の胸腹部感覚障害
　Ⅲ　末梢神経起源の胸腹部感覚症候
　Ⅳ　デルマトームに直接関連しないが，胸腹部に生じる痛み
9　手の症候
　Ⅰ　病変部位別の手の症候
　Ⅱ　疾患別の手の症候
10　下垂足とその他の足の症候
　Ⅰ　中枢性下垂足
　Ⅱ　末梢性下垂足
　Ⅲ　その他の足の症候
11　脊椎症候（頸・背部）
　Ⅰ　脊椎由来の頸部痛・背部痛
12　頸部の神経根症と脊髄症の特徴的症候
　Ⅰ　症状
　Ⅱ　所見
　Ⅲ　高位診断
　Ⅳ　下垂指（drop fingers）をきたす神経根症
　Ⅴ　両側の C8 神経根症
13　姿勢異常・首下がり症候群
　Ⅰ　頸椎症が原因と間違われそうになった DHS 症例
　Ⅱ　症例の考察と診断のポイント・治療
14　脊椎症候（腰部）
　Ⅰ　一般的な診察のポイント
　Ⅱ　一般的な腰痛の特徴
　Ⅲ　一般的な下肢痛の特徴と、神経学的所見
　Ⅳ　特徴的な理学検査
　Ⅴ　非器質性疼痛もしくは詐病の検査
　Ⅵ　椎間孔部狭窄
　Ⅶ　下肢神経症状のある腰椎疾患と関節疾患の鑑別に注意
　Ⅷ　注意点とほかの検査法
15　間欠性跛行
　Ⅰ　血管性間欠性跛行
　Ⅱ　神経性間欠性跛行
　Ⅲ　血管性間欠性跛行と神経性間欠性跛行との鑑別ポイント
　Ⅳ　血管性間欠性跛行と神経性間欠性跛行の合併例の存在

第2章　誤診を防ぐ
1　上肢遠位筋萎縮を呈するミオパチー
　Ⅰ　症例提示
　Ⅱ　上肢遠位筋萎縮を呈するミオパチーと遠位型 CSA の鑑別
2　上肢絞扼性神経障害 ― 頸椎疾患との鑑別に必要な MMT と神経伝導検査を用いた診療の実際
　Ⅰ　症例
　Ⅱ　考察
3　慢性炎症性脱髄性多発根ニューロパチー（autoimmune nodopathy を含む）
　Ⅰ　症例
　Ⅱ　本例のまとめと位置づけ
　Ⅲ　本例の診断上の問題点
　Ⅳ　CIDP の概念，疫学，診断基準
　Ⅴ　CIDP の臨床像と病型
　Ⅵ　CIDP の診断
　Ⅶ　最近の進歩：傍 Ranvier 絞輪部を標的とする特異的自己抗体の発見から autoimmune nodopathy の概念へ
4　後根神経節炎と Sjögren 症候群
　Ⅰ　症例
　Ⅱ　後根神経節炎
　Ⅲ　Sjögren 症候群
5　腕神経叢障害
　Ⅰ　症例
　Ⅱ　症例の解説
　Ⅲ　悪性腫瘍に関連した腕神経障害
　Ⅳ　感染性腕神経叢症
　Ⅴ　腕神経叢の解剖の覚え方
6　神経痛性筋萎縮症
　Ⅰ　神経生理検査の有用性
　Ⅱ　症例 1
　Ⅲ　神経痛性筋萎縮症と頸椎症の鑑別診断
　Ⅳ　症例 2
　Ⅴ　神経痛性筋萎縮症と前・後骨間神経麻痺との鑑別診断
　Ⅵ　その他の神経痛性筋萎縮症の鑑別疾患
7　胸郭出口症候群
　Ⅰ　胸郭出口症候群：概念形成と論争の歴史
　Ⅱ　TN-TOS について
　Ⅲ　TOS と誤診
8　筋萎縮性側索硬化症（ALS）
　Ⅰ　疫学と受診の経緯
　Ⅱ　脊椎手術と ALS
　Ⅲ　画像診断と針筋電図
　Ⅳ　さまざまな臨床型
　Ⅴ　ALS の選択的筋障害
　Ⅵ　診断基準について
　Ⅶ　症例提示：ALS に画像上頸椎性脊髄症を合併していた症例
9　大脳皮質基底核症候群
　Ⅰ　CBD と CBS の疾患概念の変遷
　Ⅱ　症例提示
　Ⅲ　CSM と CBS の鑑別
10　機能性筋力低下
　Ⅰ　「ヒステリー」：歴史と用語
　Ⅱ　FND の頻度
　Ⅲ　FND の診断はいかに行うべきか？
　Ⅳ　機能性筋力低下の症候と陽性徴候
　Ⅴ　FND の誤診について
11　頸椎症性筋萎縮症
　Ⅰ　CSA の概念
　Ⅱ　CSA の症候
　Ⅲ　CSA の電気生理
　Ⅳ　CSA の鑑別診断

● 定価 11,000円（本体 10,000円＋税10%）　B5　336頁　2023年　ISBN 978-4-89590-784-2

お求めの三輪書店の出版物が小売書店にない場合は、その書店にご注文ください。お急ぎの場合は直接小社に。

三輪書店　〒113-0033 東京都文京区本郷6-17-9 本郷綱ビル
編集 ☎03-3816-7796　FAX 03-3816-7756　販売 ☎03-6801-8357　FAX 03-6801-8352
ホームページ：https://www.miwapubl.com

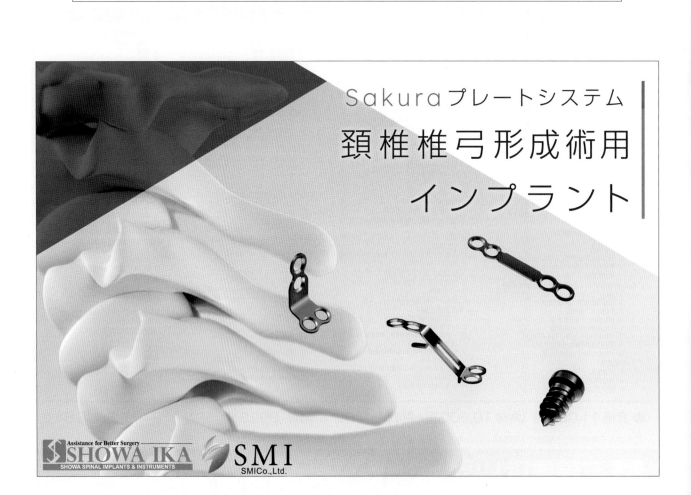